La santé par la relaxation

Jean-Michel Varenne

La santé par **la relaxation**

Dessins originaux
de Valérie-Catherine Richez

M.A. Éditions

1

Découvrir son corps

La relaxation pour quoi faire ?

Vous venez d'acheter ce livre, vous seul connaissez les raisons intimes et profondes de cette démarche.

Mais vous êtes concerné, touché par son sujet : la santé par la relaxation.

Comme de nombreuses autres personnes soumises aux aléas de la vie moderne, vous êtes « en recherche », insatisfait, ou simplement curieux...

Disons-le d'emblée : cet ouvrage et les exercices qu'il propose ne prétend nullement pallier la médecine et les soins médicaux qu'elle implique, pas plus qu'il n'a la prétention de s'interposer entre les malades et leurs thérapeutes.

Mais la relaxation n'est pas une technique scientifique acquise dont pourraient s'instituer propriétaires patentés quelques professionnels.

La relaxation, c'est vous, c'est votre corps et sa santé naturelle, originelle.

Ce livre n'a pas d'autre but que de vous aider à retrouver un mode de vie originel, pur et plein de force.

Vous êtes cela : une source inépuisable d'énergie, un jaillissement perpétuel de joie et de paix.

Mais souvenez-vous : vous seul connaissez vraiment cette source ; un livre, des techniques, une théorie demeureront toujours approximatifs, sujets à caution.

Nous vous indiquerons des pistes, des orientations, des voies et des impasses, mais vous serez maître de diriger et de contrôler personnellement vos impulsions, de faire librement le tri de vos émotions, de vous arrêter, ou de continuer.

Malgré des progrès indéniables, des recherches et des découvertes extraordinaires sur le plan chirurgical ou médicamenteux, la médecine moderne tend à transformer ses patients en zombis passifs, assommés de neuroleptiques.

Qui est responsable de cette mentalité de plus en plus dominante qui a transformé les malades en assistés sociaux ? La question demeure évidemment sans réponse...

Mais, tout ce qui relève des méthodes de relaxation s'oppose à ce type de thérapie « classique » et passive.

Vous êtes invité à vous prendre en charge vous-même, à cesser de rejeter sur le compte d'une société qui n'en peut mais, vos douleurs et vos souffrances.

Bien sûr, et nous allons y revenir, la société contemporaine crée des traumas, fabrique des contingents de malades, mais ce n'est pas une attitude viable et saine que de reporter automatiquement des maladies bénignes sur les embouteillages ou l'augmentation des charges sociales !

Le sentiment d'être enfin responsable et non une victime est nécessaire à la compréhension et surtout à la pratique des techniques de relaxation.

Si vous persistez à vous en remettre à ce livre et aux exercices qu'il préconise comme à une chose morte qui ne vous concernerait qu'à moitié, alors inutile de poursuivre plus avant.

Ce livre est une invite, une main tendue qui vous indique une direction, un mode d'emploi, mais le travail c'est vous qui devrez le faire, c'est vous qui devrez accomplir les exercices, noter vos réactions, vous entraîner à l'attention, vous efforcer d'établir la paix en vous.

La relaxation appelle instamment la mobilisation de vos énergies.

Elle instruit une sorte d'attitude détendue qui, paradoxalement, impose un travail patient et quelquefois ardu sur le corps.

Le corps ! Au moment où vous lisez ces lignes, avez-vous conscience de votre corps ?

Qu'est-ce que le corps ? Presque toujours une sensation de lourdeur, une raideur, une carapace plus ou moins facile à véhiculer ; en vérité, de moins en moins aisée à transporter à mesure que nous vieillissons...

Curieusement nous avons fini par croire que nous prenions en charge notre corps alors que c'est évidemment lui qui nous tire et nous pousse...

Il faut bien le dire et le reconnaître aujourd'hui : tout a fâcheusement contribué à construire cette image redoutable d'un corps impossible à vivre.

Les agressions perpétuelles de la civilisation industrielle et singulièrement au cœur des grandes cités ont obligé le corps à se défendre constamment.

Les chocs, les bruits, les odeurs imposent un régime d'enfer à la physiologie corporelle qui se transforme au fil des années en une espèce de carapace ambulante, lourde, de plus en plus fermée, soudée, rivetée.

Cette cuirasse est pourtant constituée de muscles, d'articulations, d'os, jadis légers, doués d'une agilité, d'une souplesse fragiles qui paraissent maintenant fabuleuses, miraculeuses.

Nous avons transformé ce merveilleux ensemble en un bloc rigide et monolithique. Le corps de l'homme « moderne » ressemble un peu à une statue du Commandeur figée et lézardée...

Bien sûr, ceci ne se voit pas et surtout ne doit pas être dit. Regardez autour de vous, partout on ne montre que des images géantes de corps nus, exultant et bondissant dans les vagues, escaladant allégrement les sommets enneigés...

Mais la réalité est tout autre.

Le corps demeure la grande victime de l'industrialisation qui l'a progressivement réduit à l'état d'objet, de chose amorphe, qui se répare et que l'on jette quand elle ne sert plus.

Les modèles affichés en quadrichromie sur les murs de nos villes ont tendance à nous culpabiliser, comme si la société exprimait inconsciemment sa nostalgie d'un corps perdu à jamais...

Heureusement nous pouvons « récupérer » ce

corps confisqué, et très vite... si nous le désirons vraiment...

Seulement, plus question de se calquer sur les mannequins des magazines, de suivre les mensurations des athlètes ou des stars !

Votre corps, c'est vous !

Quelque part en vous sommeille une image originelle de votre corps. Cette image vous devez la retrouver au plus tôt, la réactiver, lui insuffler de la vie, de l'énergie, de la beauté, de l'amour...

Laissez tomber les impressions négatives, les images empruntées au hasard. Une chose est certaine : vous ne pourrez pas changer de corps. Alors acceptez-le tel qu'il est.

Mais le connaissez-vous ?

La relaxation est une technique de redécouverte de votre corps. Il faut lui laisser la parole, lui donner enfin la possibilité de s'exprimer.

Nous ne sommes pas dignes du corps. Nous le traitons mal, nous le brimons, nous le négligeons, nous le matraquons quotidiennement par un mauvais traitement.

La relaxation, c'est être digne de son corps.

Alors pas de techniques coercitives, de méthode brutale, d'exercices harassants et malaisés à accomplir. La relaxation telle que nous la preconisons doit garder absolument un caractère de douceur et dc lenteur. Mais cette patience exige également que nous insufflions de l'énergie dans nos travaux d'assouplissement corporel.

Combien de thérapeutes actuels ressemblent,

dans l'exercice de leur profession, plus à des adjudants-chefs qu'à des sages enseignant une voie de paix intérieure ?

Car, il faut le préciser : toutes les techniques modernes de relaxation s'inspirent, et pour certaines fort largement, des disciplines physico-spirituelles orientales telles que le yoga indien et tibétain, la gymnastique chinoise (le Tai-chi').

Or, il nous faut conserver à l'esprit comme un indispensable préalable, un avant-goût, cette idée que la paix est établie dans le cœur des hommes.

C'est comme un trésor enfoui dans les profondeurs de notre conscience qu'il s'agit de faire remonter à la surface.

La relaxation est une quête.

Chaque muscle, chaque articulation, chaque fibre contiennent un message, un mot ou un signe qui aideront à retrouver, un jour, la piste du trésor de la sagesse perdue. La relaxation est un apprentissage patient qui demande un grand désir de paix intérieure.

En effet, le corps a tendance à s'échapper dès lors qu'il a trop longtemps été négligé, mis à l'écart. La relaxation sera une approche tranquille, l'ébauche d'un long dialogue avec nous-mêmes.

C'est pourquoi il est conseillé de parler au corps. Plus vous l'aurez brimé, plus vous devez vous faire « pardonner ». N'ayez pas peur du ridicule ! Personne ne vous entend quand vous vous relaxez. Pourquoi ne pas vous adresser directement à un os, à votre hanche, au cœur ?

Vous verrez que ce dialogue n'est étrange que sur le papier, en réalité il facilitera grandement votre approche corporelle et votre exploration consciente de parties jusque-là ignorées.

Le respect et la dignité commencent souvent par une reconnaissance mutuelle : connaissez-vous d'ami plus cher au monde que votre corps ? Alors, parlez-lui !

La relaxation est une pratique morale.

Le corps vous instruira peu à peu dans sa dignité, il vous indiquera les erreurs à ne pas commettre, les choix à éviter, les faux désirs qu'il est sage d'écarter.

La pratique de la vraie relaxation repose essentiellement sur une image globale du corps.

Il est normal que vous abordiez la relaxation en pensant soigner un mal de dos ou une migraine persistante. Mais vous élargirez progressivement cette vue trop localisée pour une perspective beaucoup plus large. La relaxation n'est pas une méthode parcellaire. Il faut posséder une vue de l'ensemble pour soigner un mal, quel qu'il soit. Le vrai thérapeute procède toujours à un examen général avant de choisir un traitement précis pour une maladie. La relaxation suit exactement la même démarche.

Les zones qui se sont maintenues en bonne santé, présentant un état relativement sain, contribueront à la guérison des points plus vulnérables ou plus faibles.

La relaxation procède à une répartition des énergies accumulées ou bloquées dans certaines parties du corps en trop grande quantité.

Les exercices d'assouplissement enseignés dans la troisième partie ont pour objet d'opérer cette fonction régulatrice.

C'est un des grands secrets de la relaxation globale que d'apprendre à répartir équitablement nos énergies, à réduire nos dépenses physiques et psychiques au minimum.

Seule une image stable et globale du corps peut permettre cette circulation permanente, faciliter ces incessantes transmutations. C'est pourquoi nous insistons particulièrement sur la création individuelle de cette image, véritable œuvre d'art dont chacun est indifféremment l'artiste et le propriétaire.

Les muscles sont les grands détenteurs de l'ultime secret, les gardiens fidèles et fiables de la connaissance intérieure, les guides de notre santé.

La relaxation est donc d'abord une éducation musculaire.

Vous apprendrez à connaître vos muscles, à les développer dans des proportions normales en les tendant puis en les détendant par des mouvements appropriés — car dans la majorité des cas ils se sont malheureusement atrophiés, mais ce n'est pas irrémédiable.

Toute pratique de relaxation s'inscrit dans une dualité complémentaire, une dynamique entre les pôles de la tension et du relâchement. Elle s'inspire d'un rééquilibrage entre ces deux mouvements, alors que trop souvent, pour ne pas dire toujours, la tension ne cesse jamais d'étirer la musculature, même pendant le sommeil.

On appelle tonus l'état de tension d'un muscle. Il existe un bon tonus, le tonus naturel qui est la tension moyenne, normale, d'un muscle oscillant entre l'effort et le repos.

Par extension, on applique ce terme de tonus à la

fonction corporelle comprise comme un ensemble insécable. Aussi parle-t-on de tonus intérieur, c'est-à-dire d'un état général de détente de tous les organes et des fonctions intérieures.

Vous apprendrez peu à peu à identifier cet état de tonus, à le mesurer constamment dans les plus petites actions, à en profiter durant le repos.

En effet, la relaxation, trop souvent assimilée par ceux qui ne la connaissent pas avec un état de recueillement ou de non-action, facilite en réalité les activités les plus dures, les tâches les plus pénibles.

Un individu ayant établi la paix en lui-même grâce à la relaxation globale, ayant développé une image du corps apaisante, peut effectuer sans contrainte et sans gêne psychologique des actes extrêmement motivants qui l'auraient angoissé autrefois.

Dès lors que les muscles fonctionnent avec un minimum de tension, les effets dévastateurs du stress et de l'angoisse disparaissent lentement mais sûrement.

Nous vivons à l'intérieur de circuits mentaux excessivement complexes. Nous y perpétuons une fausse image de nous-mêmes en nourrissant, alimentant, d'émotions et d'impressions diverses, *des schémas corporels*.

La relaxation découvre ces schémas bien dissimulés qui agissent à notre insu et pourtant nous font constamment réagir ou penser.

La détente musculaire globale, le rééquilibrage entre la tension et la détente vont lentement désamorcer ces processus mentaux. Vous cesserez bientôt de réagir « pour un oui ou pour un non », vous cesserez de vous énerver ou de vous mettre en colère à tort et à travers, vous serez moins ému par des riens, moins vétilleux pour des peccadilles.

Ces schémas corporels sont imprimés dans le cortex cérébral. Seule la relaxation musculaire peut les détendre, vous libérer de leur emprise. Aucune drogue, aucun produit, aucune médecine sophistiquée, aucune technique thérapeutique violente telle que « les groupes » ne peuvent réduire définitivement ces schémas.

Les maladies sont souvent dues à nos réactions : la colère refoulée, le dépit ou l'amertume s'incrustent dans le système neuromusculaire, constituent de véritables nœuds, eux-mêmes générateurs de dégâts encore plus graves, quelquefois mortels.

Peut-être commencez-vous à saisir les implications thérapeutiques inouïes d'une simple relaxation quotidienne. Car vous allez le découvrir : rien n'est plus simple, rien n'est plus naturel que de se relaxer.

Bien sûr, il ne faudrait surtout pas croire que la relaxation soit une panacée à tous nos maux. Malheureusement certains cas trop avancés, certaines maladies sont hors de la portée de la relaxation.

La relaxation est d'abord une méthode préventive : il est indispensable de le souligner pour éviter tout quiproquo.

Mais de nombreux sujets atteints par des maladies bénignes, des souffrances chroniques, pourront retrouver la santé grâce à la relaxation, car il suffit souvent d'un simple déblocage d'énergie accumulée par un groupe musculaire pour connaître à nouveau épanouissement et joie de vivre.

La relaxation vous ouvrira les portes de la connaissance intérieure. Ses richesses sont inépuisables et susciteront constamment de nouveaux plaisirs.

N'ayez donc crainte, si vous rendez au corps sa liberté, si vous lui laissez comme on dit « la bride sur le cou » au lieu de l'enfermer et de le contraindre, il vous enseignera la vérité et la sagesse.

Le corps connaît la santé. Écoutez-le. Relaxez-vous.

Votre corps s'éveille en vous

La relaxation développe un sens pratiquement inconnu : *le sens de l'équilibre*.

Vous allez dire que vous le connaissez parfaitement et qu'il fait d'ailleurs son travail tout seul puisque vous vous tenez debout, que vous vous levez et que vous vous couchez à votre gré.

A votre gré ? Est-ce bien vrai ? Certes le sens de l'équilibre vous maintient à peu près droit, organise et régularise vos fonctions élémentaires, naturelles et psychiques.

Seulement, il le fait à votre insu et souvent il accomplit ses innombrables tâches sans votre avis et parfois contre vos propres décisions. Ainsi un évanouissement, un vomissement, une forte migraine sont souvent des expressions négatives de ce sens de l'équilibre négligé. Le corps essaie, vaille que vaille, de réparer vos erreurs et vos errements.

La relaxation va vous faire découvrir ce sixième sens, non seulement découvrir mais contrôler, diriger consciemment. On peut appeler ce sens de l'équilibre *le juste milieu.*

Voilà une idée-force pour comprendre la relaxation : c'est l'apprentissage du juste milieu.

Or, le « milieu » de chacun lui est propre, sans commune mesure. On ne peut pas imposer du dehors l'équilibre intérieur d'un individu. Vous allez donc devoir retrouver ce sixième sens en vous, en mouvement ou immobile, sans l'aide de personne.

Aucune recette importée, aucune technique ne peuvent vous y aider d'une façon décisive. C'est seulement grâce à une pratique assidue de la relaxation que vous serez conduit à découvrir en vous-même vos propres facultés d'autorégulation et d'équilibre. Vous commencerez alors un long et fécond dialogue avec votre corps par l'intermédiaire de cette faculté trop longtemps ignorée. Elle servira en quelque sorte de messager ou d'interprète. On désigne généralement les muscles comme le siège anatomique de cette faculté. Mais il n'est pas vraiment nécessaire pour notre actuelle gouverne de la localiser précisément.

Il est au contraire préférable pour l'intérêt thérapeutique que vous avanciez à tâtons dans votre découverte du corps.

Vous serez comme un explorateur qui pénètre en territoire inconnu et dont la boussole serait justement ce sens inné du juste milieu dont il apprend à se servir peu à peu et qui prévaut contre toutes les embûches, contre les drames et les menaces qui ne manqueront pas de surgir...

Ce sens va s'affiner, se sensibiliser ainsi qu'un

sismographe. Il réagira immédiatement au moindre stimulus et deviendra un messager aussi subtil que fidèle.

Vous mangerez moins et moins vite.

Vous respirerez mieux.

Vous dormirez mieux.

Vous serez plus conscient et plus présent dans vos actes. Vous saurez arrêter et dire « stop » aux excès.

La relaxation, c'est le développement de cette perception intérieure, innée et que nous possédons tous en partage : l'autorégulation des énergies.

Vous devez sans doute vous demander comment ? En exerçant patiemment et régulièrement votre attention sur les plus menus faits de la vie quotidienne.

La relaxation doit en effet commencer dans la banalité la plus prosaïque.

Traversez le miroir des idées : rejoignez votre corps

Quels que soient l'heure et le lieu, je vous propose maintenant de vous allonger par terre ou sur un tapis.

Laissez tranquillement vos bras reposer le long du corps, les paumes vers le sol ou en l'air selon votre convenance.

Les pieds légèrement écartés l'un de l'autre trouvent aussi une position habituelle, les jambes ne se touchent pas.

Fermez doucement les yeux.

Demeurez attentif à ce qui va apparaître en vous, émotions, sensations physiques, pensées, images, souvenirs, désirs... Ne cherchez pas à interrompre ce flot, cette coulée de phénomènes. Restez aussi longtemps que possible dans cet état de lucidité passive.

Vous êtes un spectateur : vous n'intervenez pas dans le déroulement de la pièce.

Vous constatez dans ce surgissement intérieur un mélange entre vos pensées et vos sensations corporelles ; des frémissements et des fulgurances, quelquefois douloureuses, parcourent votre corps.

Ne cédez pas à la pression de ces pensées et de ces sensations. *La relaxation est commencée.*

Durant de longs mois, des années sans doute, vous allez apprendre à vous découvrir, à vous connaître dans *cette lucidité silencieuse,* témoin impassible et bienveillant des soubresauts de la pensée et des événements corporels.

Cette posture allongée est fondamentale, elle exprime la vérité de la relaxation et pourtant vous avez pu vérifier sa facilité sur-le-champ ! Grâce à elle vous apprendrez une quantité de choses inouïes, vous vivrez d'étonnantes aventures !

La prochaine fois que vous vous allongerez, vous commencerez de parcourir, toujours sans intervenir directement pour interrompre une sensation fût-elle douloureuse, les régions multiples de votre corps : la tête, le tronc, les membres supérieurs, la poitrine, le bassin, les jambes, les pieds...

C'est-à-dire que vous placez en quelque sorte

votre conscience dans telle ou telle partie du corps qui demeure absolument immobile.

Vous percevrez immanquablement des ondes brûlantes vous réchauffer un bras, un pied, le ventre, alors que des points explorés ailleurs se manifestent par une froideur de glace. Vous allez sentir de grands courants d'énergie irradier de certains points alors que des zones entières restent dans l'ombre, privées de lumière et de chaleur.

Vous découvrez votre corps.

Il a cessé d'être ce compagnon ignoré de vos entreprises les plus diverses.

Mais c'est un inconnu.

Quelles sont, par exemple, ces régions inexistantes, enveloppées dans le mystère ? Quelles sont ces zones éminemment favorables, répondant immédiatement à vos sollicitations ?

Je vous conseille de commencer à noter scrupuleusement ces impressions multiples, quelquefois contradictoires, et, apparemment, sans grande cohérence. Surtout n'ayez pas peur de l'invraisemblance, ne cherchez pas une logique interne à tout prix : la raison n'est pas maîtresse de ce jeu.

Vous êtes comme ces cartographes du Moyen Age, obligés d'établir des esquisses, des plans approximatifs et hâtifs, inexacts.

Mais ces ébauches de cartes destinées à décrire votre corps valent largement des planches anatomiques détaillées qui ne vous seraient, pour le moment, d'aucune utilité.

Vous constatez en examinant ces esquisses que certaines zones corporelles sont plus ou moins hachées — celles où vous enregistrez des vibrations — tandis que d'autres demeurent vierges.

Ce sont vos « trous noirs ».

Comme dans le cosmos certaines sections de l'espace restent impénétrables, votre corps engloutit voracement les énergies et ne les redistribue pas, elles disparaissent, on ne sait où...

Ce sont des entonnoirs aspirant la force vitale.

Au fur et à mesure que vous pratiquerez la relaxation, ces territoires inconnus diminueront de surface et de volume. Un jour, votre corps sera entièrement « récupéré », affranchi — synonyme du mot latin : *relaxare.* Aucune zone ne restera plus en « friche », fonctionnant pour son propre compte, au détriment du reste du corps.

Seulement, vous ne devez exercer aucune sorte de pression brutale à l'encontre de ces points insensibles. C'est seulement en travaillant les points favorables que vous pourrez réinvestir les sections atrophiées ou « en panne ».

La présence à soi-même

Un élément capital oriente la relaxation : la présence à soi-même. Cette importante fonction doit être constamment aiguisée, affinée par l'observation silencieuse de nos états mentaux, le constat lucide de nos sensations physiques.

Les idées, les pensées, la vie psychique font souvent écran entre la pure conscience et le corps ; seuls des exercices variés, simples et complexes, intellectuels et corporels, peuvent vaincre ces résistances opaques.

Traverser le miroir des idées, c'est passer au-delà

de la représentation mentale que nous nous faisons du monde et par conséquent de notre corps.

Et pour atteindre, rejoindre ce corps ignoré, vivant, de la présence à soi-même est le plus sûr garant.

Vous allez devoir exercer en permanence une attention soutenue.

Au commencement vous perdrez rapidement le fil de cette présence, mais vous vous retrouverez de plus en plus fréquemment dans la position de l'observateur et non plus de l'acteur identifié à son rôle.

Cette attention produit une détente instantanée, un relâchement psychique indéniable que vous pouvez vérifier aussitôt. Vous cessez de participer à un jeu qui ne vous concerne plus, vous refusez d'investir vos énergies.

Cette présence à soi-même n'a rien d'oppressif, ce n'est pas un travail de police exercé à l'encontre de nos habitudes. Je ne vous demande pas de juger, de sanctionner, de réprimer vos actes, vos pulsions, vos envies les plus intimes.

Il s'agit simplement d'approfondir la conscience de ces événements et d'apprendre à s'en retirer grâce à une perception plus fine, plus subtile.

Vous devez apprendre à vous voir.

Mais ce regard n'est pas brutal et n'engage aucune espèce de volonté de changement.

Surtout ne changez rien ! Regardez, c'est tout !

Si possible, dans ce premier temps de l'observation, vous n'essaierez pas d'accoler des mots à vos expériences. Vous ne fixerez pas vos énergies dans un contact à l'emporte-pièce. La présence à soi-même ne ressort pas au diagnostic !

Cette attention s'exercera partout : en vous réveillant, au bureau, dans la rue, dans le métro, en marchant, en mangeant.

Vous vous regardez vivre, simplement.

Cette attention, c'est la première chance que vous accordez à votre corps depuis longtemps. *Elle relâche la pression accumulée depuis des années sur certaines régions musculaires soumises à une tension inconsciente sans cesse accrue.*

Faites cette expérience : le soir en rentrant chez vous, choisissez deux paquets très lourds que vous portez dans chaque main ; en même temps essayez de vous remémorer aussi précisément que possible tous les menus faits de cette journée.

C'est pratiquement impossible ?

Abandonnez vos paquets, est-ce plus aisé ?

Eh bien, vous avez maintenant idée de la pression à laquelle votre corps a résisté durant toute cette journée, et cependant vous ne vous en êtes même pas aperçu...

Je vous demande donc pour cette première série concernant la présence à soi-même de regarder, de vous regarder.

Sans tirer aucune conclusion précipitée.

Vos idées et vos pensées, votre univers mental qui se comportent un peu comme des vampires avec le corps vont se calmer, connaître, grâce à l'attention, un peu de cette paix à laquelle ils aspirent eux aussi...

Une fois que vous aurez pris spontanément l'habitude de vous observer, vous pourrez commencer une seconde série d'exercices.

Rappelons que la constance est impérative pour le gain de ces exercices. Leur durée n'est pas décisive, mais il est par contre essentiel que vous preniez l'habitude d'entraîner votre attention, chaque fois que vous songez, à cette *lucidité silencieuse*.

L'arrêt, le rappel à soi-même ou le « stop »

La présence à soi-même, c'est déjà la relaxation mise en pratique. Cette présence fonde une exploration méthodique du terrain, de votre terrain le plus intime.

Sans elle, les exercices physiologiques n'ont guère de sens. Le corps est vivant et aime ! Ce n'est pas une machine qu'il s'agit d'assouplir ou de régler pour qu'elle fonctionne mieux ! Trop de techniques ou de méthodes mal appliquées ou mal comprises se dévoient dans une pratique matérialiste qui n'apporte pas le dixième des bénéfices psychiques qu'elle devrait normalement offrir.

Nous devons donc persévérer dans ces exercices de présence à soi-même, *afin d'être pleinement conscient du terrain sur lequel s'effectueront les mouvements musculaires.*

Comment ? L'arrêt ou « stop » est un excellent moyen d'activer la conscience de soi.

Il s'agit, à chaque fois que vous vous rappelez à vous-même, de vous arrêter calmement.

Observez alors soigneusement votre corps, sa

position, les bras et les jambes, même en situation de déséquilibre vous devez vous efforcer de tenir aussi longtemps que possible la posture.

Vous murmurez durant cet exercice : « Je me rappelle à moi-même. »

Apprenez à interpréter votre position d'arrêt : que vous indique-t-elle ? En exerçant ainsi votre attention par la pratique du « stop », vous ralentissez inconsciemment vos gestes et vos mouvements. *Vous gagnez en lucidité ce que vous perdez en précipitation, en énervement.* Peu à peu votre corps tendra à s'équilibrer naturellement, les postures instables diminueront, ainsi que votre tension.

Vous prendrez conscience de votre raideur, de votre lourdeur, de l'apathie de certains points du corps ; d'autres régions vous sembleront dynamiques, aériennes, légères.

Cette sensation de fluidité se répandra à travers les parties aveugles ou amorphes du corps au fur et à mesure que vous progresserez dans la pratique de la relaxation musculaire. Durant le « stop » vous serez également conduit à constater votre sensation immédiate : est-ce un confort ou un inconfort qui vous saisit à cet instant ? Savez-vous pourquoi ?

Observez aussi votre respiration. Sans chercher à la modifier. Est-elle calme, profonde, ample, ou bien saccadée, inégale ?

Regardez vos mains et vos pieds.

Saviez-vous si vous étiez assis ou debout ?

Ces exercices d'arrêt sont riches d'enseignements. Ils vous révéleront à vous-même dans une quantité et une variété de situations souvent fort drôles.

Vous serez stupéfait de constater votre étrange vie de zombi ! Vous dénombrerez non sans étonnement la quantité d'actes inconscients et irresponsables que vous commettez au cours d'une journée. Le « stop », et l'attention immédiate qu'il engendre, vous fait toucher du doigt cette vérité : vous ne pouvez pas faire deux choses à la fois.

Si vous pensez, vous êtes inattentif, et le corps se dérobe.

Avec toutes les conséquences physiologiques qu'implique, à plus ou moins long terme, une telle dérobade quand elle est réitérée cent fois par jour...

Grâce à ces arrêts, qui ne sont pas coercitifs mais soulagent au contraire d'une pression psychique insupportable, vous pourrez vous remémorer plus efficacement vos journées.

Il est en effet souhaitable que chaque soir avant de dormir, paisiblement allongé, vous tentiez de vous rappeler votre journée dans ses plus infimes détails. Vous serez étonné par la précision de ces souvenirs. Vous pourrez même faire remonter à la surface des impressions saisies par le corps à votre insu ! Surtout ne vous abstenez d'aucune sensation, ne censurez aucune pulsion, si gênante ou si troublante soit-elle. Regardez naître ces émotions sans en interrompre le cours.

Ne craignez plus vos réactions.

Ne fuyez plus vos impulsions.

Assumez vos répulsions.

N'étouffez pas vos désirs.

Les exercices de « stop » vous faciliteront cette tâche ; peu à peu vous exercerez cette lucidité dans la journée.

Vous verrez vos pensées surgir et disparaître ainsi que sur un écran intérieur.

Relaxer le mental

Vous devez apprendre à relaxer vos pensées.

On sait que le sens du mot latin *relaxare* signifie la libération d'un prisonnier.

Il faut délivrer vos pensées, leur laisser leur liberté, les rendre à l'espace originel et fluide du psychisme qui les crée et les absorbe continûment.

Grâce au « stop » vous apprenez à libérer vos pensées. Vous les voyez librement apparaître et disparaître ; si vous n'intervenez pas, elles s'évanouiront d'elles-mêmes, sans violence.

Au contraire, si vous vous identifiez avec ces apparitions, elles risquent de vous emmener fort loin.

Les pensées, qu'elles soient « bonnes » ou « mauvaises » — ceci n'a aucune espèce d'importance ni d'ailleurs de sens véritable — sont comme un train en gare sur le point de partir.

Vous êtes sur le quai.

Vous n'embarquez pas. Vous agitez votre mouchoir.

Les pensées partiront toutes seules, comme elles sont venues. D'autres reviendront, *mais vous resterez le même,* en parfait accord avec l'observation paisible, *identifié avec votre lucidité silencieuse.* Cette relaxation de la pensée produira des effets bénéfiques car elle purifie le mental. Celui-ci, ainsi assaini, désencombré, s'avère plus efficace quand il doit être mis à contribution.

Le corps sera le premier bénéficiaire de cet assouplissement du monde psychique.

La santé prend sa source dans la lucidité silencieuse, jamais dans l'identification avec des pensées fugitives, qu'elles soient agréables ou déprimantes.

Grâce à la pratique du « stop » vous profiterez mieux de vos réveils et de vos couchers.

Le réveil est en effet un moment privilégié de la journée. Vous ne devez pas le manquer. *Le corps vous est « offert sur un plateau ».* Il se présente alors dans toute sa vigueur, dans son animalité originelle. Accueillez-le : c'est un moment agréable.

En pratiquant les exercices de relaxation et de yoga indiqués dans la troisième partie, vous approfondirez durablement cette connaissance matinale du corps. Elle est une source de joie inépuisable.

Peu à peu vous verrez les pensées réinvestir le corps, récupérer les territoires abandonnés pendant la nuit. Les raideurs et les gênes ressurgissent. La volonté et les muscles recommencent leur lutte incessante.

Le soir vous écouterez *l'histoire du corps.* Vous vous ouvrirez complètement à ses récits. Demeurez pleinement attentif à cette narration physique et psychique.

Voici, grâce à l'exercice du rappel à soi, que le juste milieu dont nous avons tant parlé, commence de se faire jour, voici que vous aussi vous appréhendez la lucidité silencieuse.

Accueillez cette anticipation de la paix intérieure. C'est déjà plus qu'une promesse.

L'anticipation d'une vérité qui point, inexorable, et qui délivre.

Les clignotants de votre santé

Nous allons maintenant examiner quelques petits « détails », quelques « faiblesses » dans vos attitudes journalières, quelques « erreurs » commises dans le déroulement de vos habitudes.

Attention : ce ne sont pas des fautes, des manquements dont vous devez vous accuser et qu'il faudrait corriger par je ne sais quelle méthode brutale.

Vous devez les considérer comme des indicateurs de votre santé, *des clignotants ou des voyants qui s'allument pour signaler que quelque chose — mais on ne sait quoi — ne va pas...*

Autant il vous est recommandé de ne pas tenter de réduire ces petits problèmes par la volonté, autant vous ne devez pas les prendre à la légère. Ils vous avertissent et exigent de votre part une attention et une sollicitude totales.

En vérité, ces signaux vous invitent à la relaxation.

Indicateurs d'une certaine fragilité intérieure, d'un défaut de la cuirasse ardemment confectionnée depuis la prime enfance, ils se présentent comme une chance offerte à la santé.

On peut, d'ores et déjà, déceler leur nature profonde : ils sont presque toujours l'expression d'une peur congénitale, d'une émotion réprimée et sans cesse contenue, d'une angoisse latente qui n'ose pas avouer sa vérité.

Ces peurs, ces émotions, ces angoisses sont compressées, brimées, prisonnières du réseau musculaire, lâche ou trop tendu.

La relaxation libérera ces pulsions négatives en desserrant l'étau, en redonnant progressivement au corps sa vraie nature. Elle lâchera au grand air ces images, ces fantasmes, ces désirs qui se terraient au plus profond de vous.

Vous devez donc lire la liste de ces « clignotants ». Liste fort peu exhaustive bien sûr : nous nous exprimons corporellement, même négativement, d'une manière souvent originale.

Examinez très sérieusement le « questionnaire » ci-dessous. Surtout ne répondez pas hâtivement par oui ou par non !

Au contraire, laissez poindre l'émotion, les images, les souvenirs que vous évoquent ces questions.

En effet, vous ne manquerez pas de réagir à cette énumération. Lisez donc très lentement et enregistrez paisiblement les réflexes, les réactions qui vous occupent momentanément au cours de votre lecture.

— Êtes-vous habitué à parler intérieurement, à monologuer ?

— Êtes-vous bavard, modérément, ou « intarissable » ?

— Êtes-vous capable de vous concentrer facilement sur un sujet ?

— Êtes-vous capable d'écouter calmement un interlocuteur, de lui prêter toute votre attention ?

— Êtes-vous fréquemment sujet à des pertes de mémoire, cherchez-vous longtemps avant de vous remémorer un souvenir ?

— Êtes-vous sujet à des difficultés d'élocution ? Mots qui se chevauchent, lapsus ?

— Craignez-vous les modifications physiques de votre visage : rougeurs, pâleurs soudaines ? A quel moment surviennent-elles ?

— Connaissez-vous le trac ? Dans quelles occasions ?

— Avez-vous fréquemment des bouffées de chaleur ?

— Avez-vous quelquefois des « tics » ou des sursauts involontaires ? En connaissez-vous toujours la raison ? Quelles parties du corps sont spécialement affectées par ces états ?

— Connaissez-vous l'angoisse ? Dans quelles occasions ? Est-ce sans raison ?

— Êtes-vous souvent ému ?

— Ne vous arrive-t-il jamais de détester la compagnie des autres, même de vos proches ?

— Avez-vous déjà eu le sentiment d'être persécuté, poursuivi injustement ?

— Vous arrive-t-il fréquemment de buter sur des objets ou de les laisser tomber par terre ? Vos réactions à ce moment ?

— Êtes-vous maladroit ? Commettez-vous souvent des actes manqués ?

— Vous couchez-vous fatigué ?

— Êtes-vous insomniaque ? Toujours, ou par intermittence ?

— Vous réveillez-vous fatigué ?

Les réponses que vous venez de formuler constituent une somme d'indices que vous seul serez capable de mesurer.

Elles pointent vers une vérité que vous ne connaissez pas encore mais que votre corps vit constamment.

Ce sont des points de fuite sur l'horizon où disparaissent vos énergies pour ressurgir sous une forme conflictuelle, maladive.

Elles révèlent une dysharmonie dans votre système personnel.

Une insuffisance se fait jour, ne la repoussez pas : accueillez-la avec toute l'attention qu'elle mérite.

Un constat lucide, non impliqué, anticipe déjà la guérison potentielle, la cessation de ces « nuisances ».

En effet, seule l'anticipation d'un état naturel, équilibré et durable, vous permet de mesurer exactement la fonction incongrue, superficielle, d'un état parasitaire.

Dans les petits maux décrits ci-dessus on peut aisément déceler une volonté parasitaire, une sorte de torpillage du corps par la pensée, le mental. Quelque chose d'inidentifiable s'est surimposé à votre état « normal » : dès qu'une émotion s'empare de vous, dès qu'une peur vous affecte, vous butez sur une chaise, vous blêmissez, etc.

La relaxation, et particulièrement l'attention soutenue à ces états, vous en délivrera.

Mais vous ne devez pas brimer l'expression de vos émotions.

Il faudra que vous « touchiez le fond » de chaque symptôme, fût-il léger, pour qu'il se réduise et finisse par s'évanouir comme neige au soleil.

Pour que vous réussissiez à vivre votre corps d'une manière entièrement déculpabilisée, chaque peur doit s'epanouir.

Acceptez complètement que ces émotions et même ces angoisses puissent vivre librement.

Seule la conscience pourra les diluer, résoudre

les conflits dont elles sont l'expression heurtée et désagréable.

Il faut aimer sa peur.

La relaxation est une prise de conscience, non impliquée, des angoisses latentes.

Rassemblez vos énergies, recentrez-vous

Vos petits maux révèlent une musculature fragile ou « soudée » par endroits ; ils expriment une nervosité excessive.

On peut dire qu'ils implosent et ne s'expriment en dernier ressort que de façon conflictuelle.

Mais vous devez aussi relaxer, c'est-à-dire relâcher, vos pulsions axées sur l'extérieur.

Ce sont les désirs qui nous « branchent » sur le dehors. Sans cesse ils nous projettent sur l'extérieur.

Bizarrement ces innombrables désirs morcellent le corps, le découpent en parcelles inégales.

Avez-vous faim ? Vous êtes une bouche, puis un ventre...

Avez-vous envie de faire l'amour ? Vous êtes un sexe...

etc.

Rassemblés, ces organes constituent un ensemble hétéroclite qui ressemble à tout sauf à un corps...

La relaxation vous apprend à voir votre corps comme un tout, un ensemble parfait qui ne saurait être rompu sans lésions graves. Or les désirs, loin de contenter le corps, l'asservissent. Ainsi le ventre ou le sexe, la tête, exercent une véritable dictature sur les bras, les épaules, le bassin, les jambes.

Vous ne devez plus vous laisser mener par le bout du nez par la faim, la soif, le désir.

Que rien ne vous échappe : déconditionnez-vous, décomposez lentement, patiemment, chaque désir à mesure qu'il se présente. Les désirs ne sont souvent qu'un prétexte, une manière de réflexe pour échapper à soi-même, une façon de meubler ses journées trop vides...

On ne peut se fuir impunément dans l'attraction extérieure. La relaxation est un recentrement. Elle rassemble les parties hégémoniques du corps pour les harmoniser avec les zones brimées. La relaxation bien comprise est une réconciliation du corps avec lui-même : chaque organe, chaque membre travaille à nouveau pour l'ensemble.

La santé dépend essentiellement de ce point de vue global.

La guérison véritable est totale, jamais parcellaire, sinon elle sera temporaire.

Nous allons maintenant aborder la dernière phase de la prise de conscience de soi-même, condition sine qua non d'une vraie relaxation.

Après le regard simple, dépouillé de tout jugement, après les exercices de « stop » ou de rappel, vous allez commencer à regarder vivre les autres corps.

Rappelons que ces trois phases de la conscience de soi, une fois qu'elles auront été suffisamment bien comprises et mises en pratique, doivent être vécues simultanément et d'une manière aussi continue que possible.

Elles seront évidemment poursuivies parallèlement aux exercices plus physiques de la troisième partie.

La relaxation est une création

Comment voyez-vous le monde, les personnes, les objets ? Constatez que vous ne percevez qu'un affrontement de masses, de poids, de bruits et de chocs incessants. Vous ne voyez que des antagonismes, jamais des complémentarités.

Vous regardez avec votre pensée, vous allez apprendre à contempler avec votre corps.

Comment ? En éduquant vos organes des sens, en les développant et en les affinant. Une fois encore, c'est l'irruption de la conscience dans nos actes, l'attention portée sur l'ombre des habitudes, la prise en charge des réflexes et des automatismes qui relaxera, délivrera le corps de sa carapace.

Soyez de plus en plus présent dans votre regard.

Soyez de plus en plus présent dans votre écoute. L'œil écoute. L'oreille contemple.

D'ordinaire vous vous projetez sur le spectacle, vous vous perdez dans les choses observées. La relaxation — la prise de conscience d'un vous-même distinct du spectacle — est un rassemblement des énergies, un recentrement. Peu à peu vous comprendrez intuitivement, sensuellement, sans intervention intellectuelle, qu'il n'y a pas de différence entre vous, votre corps, la réalité originelle et le monde extérieur. Seulement cette vérité ne peut être comprise et par conséquent vécue que dans le silence de l'expérience intérieure.

La relaxation que nous préconisons est une *ouverture,* une perspective enrichissante et créatrice.

La relaxation n'est pas un pensum, une série d'exercices fastidieux accomplis à contrecœur pour « être en forme »... Elle doit s'affirmer comme une source de joie permanente, sinon à quoi bon ?

La relaxation est une création.

Apprenez à contempler la vie en mouvement : l'énergie danse, les corps dansent.

Quand survient le rappel à soi, amusez-vous à commettre des incongruités, levez soudainement un bras dans le métro, faites des grimaces, souriez aux gens...

Ces gestes sont moins gratuits et anodins qu'il n'y paraît : un véritable état de relaxation les suscite quasi automatiquement. Ils expriment spontanément votre nouvelle délivrance.

Jadis vous étiez comprimé, boursouflé, coincé dans votre « quant-à-soi ». Maintenant que vous commencez de libérer vos énergies, il est normal que votre corps veuille exprimer la joie de la liberté recouvrée.

Peu à peu vous verrez qu'il n'est pas de geste, pas de mouvement inutile : tout participe d'une création perpétuelle. Le monde se refait constamment sous nos yeux, seulement nous sommes trop inattentifs, trop obnubilés par nos fantasmes, nos images intimes, pour le voir.

Nous ne cessons de surimposer notre description sur la réalité. La relaxation défait progressivement cette trame d'images que nous collions sur les êtres, les paysages, les choses de la vie. Beaucoup de personnes pratiquant assidûment la relaxation décrivent le monde comme une nouveauté. Elles découvrent leur environnement journalier avec une perspective nouvelle. Les voisins, les collègues, les rues, les magasins, les animaux familiers apparaissent dans une fraîcheur renouvelée...

C'est à cette recréation du monde que vous invite la relaxation.

Vous allez apprendre à vous prolonger dans vos sens.

Suivez votre oreille, remontez les pistes du son.

Nous sommes souvent allergiques aux bruits parce que nous y mettons volontairement obstacle. Nous nous efforçons de contenir les agressions du dehors mais ce n'est pas la bonne solution. *Il faut être totalement présent dans l'écoute.* Alors les bruits surgiront et disparaîtront sans vous gêner outre mesure.

Vous connaissez sans doute les tableaux de Monet, le grand peintre impressionniste : ces myriades de couleurs, ces coloris pastel, ces formes confondues les unes aux autres... La relaxation propose une vision similaire du monde. Ce dernier ne peut plus être perçu comme une résistance, un enjeu, le théâtre d'un affrontement d'énergies, mais au contraire comme une prodigieuse féerie de formes évanescentes, de couleurs mouvantes et perpétuellement changeantes.

Tout est mouvement, tout se transforme : vos énergies corporelles, une fois entièrement libérées grâce à l'attention à soi-même, vous inviteront à cette incessante et merveilleuse *récréation*.

Amusez-vous à ralentir vos gestes, à les décomposer lentement.

Mangez lentement.

Sentez le goût des aliments.

Regardez les gens courir.

Notez leur précipitation, leur énervement, leurs visages saisis par la crispation.

Traversez tranquillement les passages cloutés en enjambant soigneusement les bandes blanches : n'est-ce pas aussi une création ?

Inventez des exercices de calme lors de vos promenades. Il est excellent de *débusquer la précipitation* comme un chasseur guette sa proie. Regardez-la surgir : quelles réactions enregistrez-vous alors ?

La plupart du temps nous obéissons à un réflexe. Nous sommes percutés par des énergies qui nous provoquent, nous agitent, nous bouleversent.

Développez par votre attention des plages de calme intérieur, cultivez une saine indifférence aux agressions de l'extérieur. Vous ne résistez pas mais vous n'êtes déjà plus une victime.

Peu à peu vous vous comporterez dans le monde comme ces étonnants personnages des films de Jacques Tati, apparemment brouillons et gaffeurs, en vérité extraordinairement attentifs au milieu d'un univers déshumanisé et sens dessus dessous...

Plus vos gestes seront justes, plus vous serez présent dans vos actes, plus votre corps sera relaxé, plus vous paraîtrez décalé, incongru, déphasé dans un univers saisi par l'accélération et la précipitation.

Ces sensations vous amuseront souvent...

Voici trois exercices qui vous faciliteront la prise de conscience de soi-même, l'attention au corps et les exercices de « stop ».

Le contact avec le sol

Allongez-vous paisiblement avec la sensation que « vous avez tout le temps devant vous »...

Il est assez déconseillé de faire de la relaxation en étant pressé...

Vous vous étendez sur le sol ou sur un tapis, sans coussin sous votre tête. On ne pratique jamais d'exercices corporels sur un lit.

Vous allez examiner attentivement, un par un, tous vos points de contact avec le sol.

Vous les jaugez, vous les appréciez, vous les soupesez mentalement. Les talons, les mollets, les cuisses, les fesses, le dos, les bras, les mains, la tête (la nuque).

Vous devez bien sentir, mesurer le poids relatif à chacun de ces points.

Vous allez rassembler tranquillement cette pesanteur comme si vous la preniez dans vos mains.

Imprégnez-vous en toute conscience de cette pesanteur du corps !

Laissez-la tomber !
Débarrassez-vous de ce poids devenu inutile !
Vous sentez maintenant les énergies volatiles du corps qui sont plus nombreuses.
La pesanteur est un souvenir qui s'estompe dans une clarté iridescente.
Vous êtes air, eau, éther, gaz, liquides divers...
Développez quotidiennement cette sensation aérienne du corps. N'êtes-vous pas beaucoup plus léger que vous ne le pensiez ?

Les centres de forces

Toujours allongé dans le noir.
Pensez au sommet du crâne.
Pensez à l'extrémité du coccyx.
Reliez mentalement ces deux points : toutes vos énergies circulent entre ces deux pôles par la colonne vertébrale.

1. Pensez au périnée.
2. Pensez aux reins.
3. Pensez à l'abdomen.
4. Pensez au cœur.
5. Pensez à un point situé au milieu de la gorge.
6. Pensez à un point situé entre les deux yeux.
7. Pensez à la partie supérieure du cerveau.

Voici vos sept centres de forces. Toutes vos énergies corporelles sont emmagasinées là, puis redistribuées un peu partout.
Ces sept points que les Indiens désignent sous le nom de **chakras** correspondent aux glandes du système endocrinien. Elles sécrètent des hormo-

nes nécessaires à notre santé et à l'entretien du corps.

Apprenez à les percevoir, à les reconnaître, lors de vos exercices de rappel à soi.

Dialoguez avec elles (fig. 1).

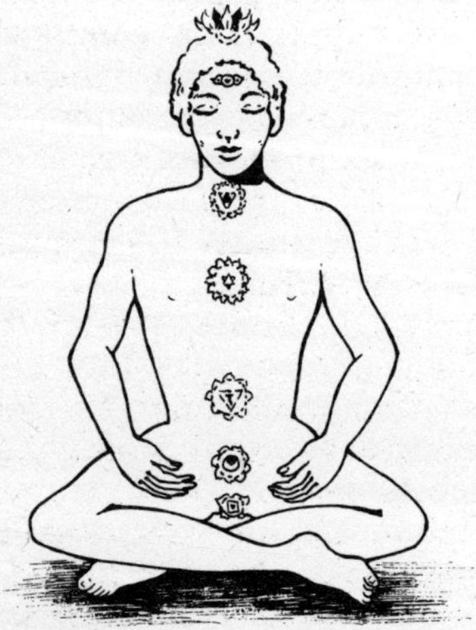

La respiration

Allongé, les paumes tournées vers le haut : ceci favorise les mouvements de la cage thoracique.

Les yeux clos.

Soyez attentif aux mouvements de l'abdomen. Si vous êtes trop distrait, posez votre main sur le ventre afin de mieux percevoir ses rythmes.

Sentez les poumons, l'air pénétrer par le nez, la gorge... Vous devez vous sentir respirer.

Vous êtes respiré. (Cette impression est une grande constante de la relaxation.)

Apprenez à retenir doucement l'air dans les poumons : c'est l'*apnée*.

Apprenez à demeurer un temps les poumons vides : c'est la *dyspnée*.

Lors des exercices de rappel à soi, constatez les mouvements de votre respiration. Sans forcer, vous découvrirez le rythme juste, *votre* rythme.

Vous mesurerez vos temps d'inspiration et d'expiration, vos temps de détention, en cherchant naturellement des proportions sans contrainte. Ne forcez jamais, laissez faire. Du moment que votre conscience porte attention à la respiration, la régularité naîtra d'elle-même.

Très important : Soyez attentif à l'abdomen. Celui-ci doit faire un creux lors de l'expiration. Toute autre position est néfaste et résulte d'un état nerveux déficient ou de mauvaises habitudes.

Si c'est le cas : rentrez le ventre pendant l'expiration à chaque fois que vous y pensez. Corrigez cette mauvaise habitude, c'est urgent.

Le corps connaît la santé

Nous allons maintenant passer en revue quelques maladies dont on peut dire sans abus qu'elles sont « à la portée » d'une relaxation efficace, du moins lors de leurs stades préliminaires. Cependant nous nous garderons de berner le lecteur en lui promettant la guérison à tout coup.

Dans les cas énoncés ci-dessous une visite chez le médecin s'impose ainsi qu'un examen médical complet.

Seulement rien ne vous empêche de poursuivre parallèlement à une surveillance médicale stricte votre pratique de la relaxation individuelle, avec patience et assiduité.

Il reste que la relaxation, en traitant les réactions nerveuses, la peur, l'angoisse, peut contribuer largement à une guérison véritable.

On sait que les ulcères à l'estomac ont tendance à revenir après des opérations chirurgicales pourtant tout à fait satisfaisantes. La nature du terrain propice à la maladie n'a pas été suffisamment traitée : l'origine conflictuelle de la plupart des ulcères n'a pas été prise en charge par les soignants. La relaxation aurait sans doute prévenu ces récidives en déjouant certaines énergies accumulées par le patient, favorables à la propagation des ulcères.

Donc, sans qu'il soit jamais possible de garantir la guérison, il est certainement préférable de pratiquer la relaxation globale dans tous les cas de nervosité excessive, de conflits émotifs ou de symptômes d'angoisse chroniques. Les maladies que nous allons bientôt examiner auront plus de chance d'être écartées.

Vous devez apprendre à reconnaître votre territoire. La maladie est souvent la conséquence indirecte d'une négligence ou d'une ignorance corporelle, d'un abus de pouvoir de la pensée sur le corps maltraité.

La relaxation prévient plus qu'elle ne guérit, c'est son rôle, mais des cas particuliers seront sans nul doute traités et résolus avec succès.

Nous voudrions donc vous garder ici des fausses certitudes et des espoirs mal récompensés par la dure réalité des faits. Mais, quelle que soit sa nature, votre maladie ne doit pas être jugée, considérée comme l'ennemie. Cette règle est impérative. *Nous devons aimer nos maux.*

La maladie agit toujours comme un rappel à soi-même, elle possède la même fonction que ces exercices de « stop » auxquels nous vous invitions.

La gravité, la dureté et les souffrances de certaines maladies semblent contredire formellement ces assertions, les frapper de nullité, mais il faut admettre et reconnaître ses faiblesses. *La maladie est souvent une des conséquences de l'entêtement.*

La guérison résulte toujours d'un dialogue, plus ou moins conscient, avec la maladie.

Ramana Maharshi, le grand sage indien, avait coutume de dire à propos de son cancer qu'il refusait de soigner selon une méthode « normale » (c'était en vérité son troisième) : « Laissez-le croître, il veut vivre lui aussi... »

Bien sûr, ceci peut vous paraître parfaitement scandaleux et je ne cherche pas à polémiquer inutilement, mais il me semble que la voie thérapeutique juste ne doit jamais traiter la maladie en intruse mais en invitée...

La relaxation globale n'est pas destinée à corriger, à brimer, à réduire ; au contraire, elle rétablit l'ordre, elle rééquilibre sans violence ponctuelle.

En méprisant nos maux, en violentant la maladie, nous ne faisons que poursuivre, que prolonger sans le savoir les effets du mal, nous aggravons une situation déjà conflictuelle en prenant parti. La relaxation doit rétablir la libre circulation des énergies, supprimer les causes de l'anxiété ou de la peur, investir et pacifier les zones comprimées par l'angoisse.

La maladie est une création comme une autre.

Vous devez refuser tout sentiments de culpabilité qui serait dépendant de cette idée : « C'est mal d'être malade. »

La maladie et les centres précis qu'elle affecte pointent vers la santé.

Il est souvent préférable de tomber une bonne fois malade plutôt que de se « traîner » des années avec une sensation permanente de malaise, un dégoût irrépressible dont on ne sait d'où il vient, ni comment le faire partir.

Sachez profiter d'une maladie pour recouvrer une santé durable grâce à la relaxation.

Ceci n'est un paradoxe que pour les incrédules et les esprits forts.

Laissez faire le corps : il connaît la santé.

La maladie doit laisser la parole aux énergies corporelles bafouées. La relaxation et ses nombreuses méthodes y contribuera. A ce sujet, précisons que dans les maladies graves, déjà « avancées », la relaxation doit s'effectuer sous la surveillance d'un thérapeute qualifié (voir la seconde partie).

Cet ouvrage *prévient* certaines maladies en traitant de la peur, de malaises physiologiques bénins, ou au stade embryonnaire, d'angoisses conflictuelles aisément décelables, mais il ne saurait pallier les effets d'une véritable thérapie.

Par contre, si vous vous reconnaissez spontanément comme un sujet émotif, angoissé pour un oui ou pour un non (voir le questionnaire des « petits clignotants »), nous ne pouvons que vous conseiller de pratiquer immédiatement la relaxation globale.

Nombre de maladies graves apparaissent chez des personnes anxieuses, fréquemment saisies par des peurs psychologiques irraisonnées.

Avant de considérer les maladies et plus particulièrement les organes et les zones touchés par les conséquences de ces états bénins ou anodins, il est préférable d'en étudier les symptômes avant-coureurs.

Les symptômes avant-coureurs

Puisse cette énumération vous inciter à vous connaître mieux, à vous accepter tel que vous êtes, à entamer un processus de rappel à soi, d'examen impartial de ces états, seuls garants d'une vraie santé.

D'une émotion mal réprimée à l'anxiété, puis à l'angoisse, la différence est souvent fort mince.

La traduction physiologique de ces sensations psychiques est souvent spectaculaire, inattendue pour le sujet comme pour ses proches. (Ainsi le chanteur Jacques Brel vomissait toujours avant d'entrer en scène.)

Crises de larmes intempestives, colères, cris et tremblements qui secouent le corps comme une feuille, étouffements, vomissements, etc.

Disons-le franchement : les médicaments ne nous paraissent pas le bon moyen pour mettre un terme définitif et sûr à ces accès nerveux. Ils négligent par trop l'origine du conflit en se bornant à masquer ses conséquences immédiates.

Ces crises sont des sonnettes d'alarme : elles pointent vers un centre caché, une vérité qu'il faut chercher aussitôt.

On peut dire que ces accès spectaculaires constituent le moyen terme entre les petits clignotants mentionnés au chapitre précédent et la maladie proprement dite.

Ils constituent en quelque sorte un dernier avertissement du conflit avant sa résolution finale en maladie ou en lésion. Sachez donc interpréter comme il convient ces crises de larmes ou ces vomissements nerveux : en ne les traitant pas à la légère.

Les accès ne peuvent survenir que sur un terrain propice à la maladie. La relaxation est l'exploration méthodique de ce terrain où rien ne doit demeurer dans l'ombre.

Vous constaterez lors de ces crises des contractions musculaires évidentes. Votre corps paraît tendu comme un arc, prêt à se rompre. Certaines régions corporelles sont plus durement affectées que d'autres : lesquelles ?

Par exemple, dans le cas de migraines, de maux de tête, la nuque paraît dure comme une pierre. Les muscles du cou et les vertèbres constituent un bloc rigide.

Dans de très nombreux cas d'insomnie chronique, le corps est également tendu, les poings sont fermés, la mâchoire est crispée, la respiration saccadée : le sujet est obsédé par la crainte de ne pouvoir arriver à dormir, toutes ces tensions musculaires contribuent à renforcer cette peur...

D'autres indices révèlent l'anxiété latente d'un sujet. Le bégaiement exprime par exemple non seulement le conflit intérieur d'un individu avec son entourage mais aussi le hiatus, apparemment irréductible, entre sa pensée propre et la parole sociale. Souvent les moqueries accentueront ce véritable drame qui peut dégénérer.

La contraction du bras, dite « crampe de l'écrivain » (il est rigoureusement impossible d'écrire), est aussi l'expression d'un blocage neuromusculaire grave, résultant d'une trop grande tension psychique.

La neurasthénie, si fréquemment négligée ou moquée, traduit négativement une santé refoulée au profit d'un état passif se complaisant dans la langueur et l'ennui.

Tous ces accès, ces crises sont annonciateurs de maladies.

Évidemment *ils n'ont pas un caractère de fatalité*, et de nombreux sujets pourront par exemple être affectés par des crises de neurasthénie ou des tremblements nerveux, sans tomber gravement malades pour autant. Mais c'est l'avertissement qui nous semble ici indéniable et la nécessité de le prendre en considération.

Voici quelques maladies affectant des organes ou des fonctions essentielles dont on peut craindre qu'elles soient dans de nombreux cas *la conséquence indirecte* d'un état d'anxiété, puis d'angoisse, longtemps réprimé et mal soigné.

Le cœur

Les tempéraments anxieux sont souvent victimes d'incidents cardiovasculaires, d'hypertension artérielle ou d'infarctus du myocarde.

En effet, notre cœur occupe une place décisive dans la représentation mentale que nous nous faisons de notre corps. Son image est très forte, très inspiratrice. Nous y situons spontanément le siège de nos émotions, le berceau de nos sentiments les plus vifs, les plus secrets. Le cœur est donc constamment soumis à une double pression : pathologique et physiologique. Ainsi un cercle vicieux provoque des troubles de plus en plus graves.

Lors de vos exercices de relaxation, parlez au cœur. Posez votre main droite et calmez-le s'il bat trop fort.

La respiration

La plupart des asthmatiques sont des personnes fortement émotives et sensitives. Elles sont sujettes à des bouffées d'angoisse et vivent dans une sensation d'inconfort permanente mais variable en intensité.

Vous devez surveiller attentivement votre respiration en suivant les recommandations de nos exercices. Veillez à sa régularité, écoutez-vous respirer sans forcer le rythme mais en comptant doucement ses pulsations. Le soufle est source de vie. L'angoisse comprime et dévoie la libre expression de cette vitalité.

La digestion

Le système gastro-intestinal est largement touché par les symptômes de l'angoisse. Chez la plupart des sujets affectés par des pulsions fréquentes de peur irraisonnée, touchés par des émotions incontrôlées, on relève des ennuis gastriques plus ou moins sérieux.

La gamme de ces maux gastriques va de simples

spasmes de l'œsophage aux ulcères en passant par la constipation chronique ou des diarrhées fréquentes.

Les sujets affectés par des ulcères se révèlent souvent comme des tempéraments hyperactifs, tendus, débordants d'énergie et constamment inquiets, sur le qui-vive.

Essayez de manger plus lentement. Mastiquez vos aliments : vous économiserez une grande partie du travail de broyage aux intestins. Rappelez-vous à vous-même durant le repas. Ne parlez pas trop. Écoutez vos interlocuteurs ou observez vos voisins. Éteignez la télévision. Ne lisez pas le journal en mangeant.

La sexualité

L'éjaculation précoce, l'impuissance chez l'homme, la frigidité chez la femme affectent généralement des personnes anxieuses. A l'instar des insomniaques, ils sont tellement obsédés par leur « problème » qu'ils y investissent une énergie affective considérable. Ce transfert contribue évidemment à fortifier leur empêchement et les assure en retour qu'ils sont bien infirmes ou déficients...

Pourtant la plupart de ces blocages peuvent être guéris. Sans entrer dans un problème qui concerne le plan psychologique au premier chef, nous ne pouvons que conseiller au sujet d'apprendre à considérer son symptôme avec détachement, sans l'investir psychiquement en termes négatifs, sans le fixer par des termes médicaux toujours rébarbatifs, enfin, à commencer de contrôler ses anxiétés par la relaxation. L'attention à la respiration joue ici un rôle important en facilitant grandement la circulation des énergies bloquées.

La peau

Contact avec le monde intérieur des émotions et le monde extérieur, social, familial, professionnel du paraître, la peau est un lieu particulièrement éprouvé par l'expression des angoisses rentrées. Prurit, eczéma, chute ou blanchissement rapide des cheveux : ces accès spectaculaires affectent toujours des personnes hypersensibles, dévorées par une peur, une angoisse, un trauma dont elles ne sont que rarement, réellement, conscientes. Jamais peut-être la maladie ne s'exprime aussi nettement comme une communication parasitaire, un signe de l'inexprimable. La relaxation suivie peut avoir sur de tels sujets des effets immédiats, tant ces maladies de peau dépendent de l'ordre psychosomatique.

Nous paraissons peut-être au lecteur, lors de cette énumération, comme des accusateurs unilatéraux de l'angoisse et de la peur, seules responsables à nos yeux de certaines maladies.

Le traitement, les soins exigent évidemment plus de subtilité. Nous ne conseillons pas de lutter contre l'angoisse mais de la comprendre à fond, de résoudre définitivement le conflit qu'elle suppose en intervenant consciemment dans son processus.

Il ne s'agit pas d'abolir la sensation d'angoisse qui s'avère quelquefois utile et protectrice. Mais de lui laisser une place raisonnable dans le conditionnement corporel.

L'angoisse, expression de notre sensibilité, exige d'être entendue et son message interprété à bon escient par le patient lui-même. Ce sont précisément ceux qui veulent la supprimer brutalement qui ne font qu'augmenter ses effets dévastateurs pour la santé.

L'angoisse doit être un instrument du dialogue avec nous-même, un des témoignages de notre intimité profonde avec l'univers.

Votre corps, cet inconnu

Vous imagineriez-vous propriétaire d'une maison que vous ne connaîtriez pas ? Vous contentant d'y vivre comme un étranger, sans souci de ses murs, de sa charpente, des canalisations, la laissant peu à peu se détériorer, négligeant les lézardes et les failles, les fuites et les gouttières ?

Nous nous comportons pourtant d'une manière similaire avec notre corps, le laissant à l'abandon tout en le soumettant à des pressions, l'offrant aux agressions de la vie moderne sans songer à compenser ce régime impitoyable par des travaux d'entretien, des exercices réparateurs.

Afin que vous compreniez mieux la nature de certains mouvements expliqués dans la troisième partie, voici une brève présentation anatomique. Mais il importe que vous essayiez de trouver en vous-même les éléments que nous vous présentons. Il ne faut pas rester dans le domaine abstrait des mots savants, mais aller droit au but, ressentir physiquement cette description.

Allongez-vous ou restez assis, au fur et à mesure

de votre investigation anatomique vous touchez, vous massez les parties du corps décrites.

Cette exploration très succincte peut être divisée en trois parties : les os, les articulations, les muscles.

Mais c'est seulement une question de commodité ; *en vérité, il est essentiel d'appréhender ces éléments comme un tout, une globalité en mouvement où chaque partie est dépendante de ses voisines. Ainsi un mouvement corporel dépend entièrement d'une parfaite coordination entre les os, les muscles et les articulations. Un muscle atrophié, une articulation enflammée, un os décalcifié, et le mouvement anticipé s'arrête, se fige : l'élan est bloqué.*

Dans la perspective de la relaxation globale, les deux autres phénomènes capitaux pour détendre complètement le corps sont, avec le mouvement, la respiration et la pesanteur.

Mouvement, masses, soufle : toute la relaxation psychique — la perception d'un bien-être intérieur, dépendent de leur coordination impeccable.

L'entretien permanent des os, des muscles et des articulations garantira ce bon fonctionnement grâce à des exercices appropriés.

Les os

Ils constituent le squelette, formidable armature de deux cent six os, constamment mise à contribution dans nos mouvements mais aussi afin de supporter le poids du corps.

On distingue deux parties dans le squelette.

La partie axiale : le crâne, la colonne vertébrale, le sternum, les côtes.

La partie appendiculaire : les épaules, le bassin, les bras et les jambes.

En principe, la pesanteur doit se répartir *équitablement* sur ces parties axiales et appendiculaires.

Levez-vous, les bras le long du corps, les jambes légèrement écartées, la tête droite : essayez de distinguer ces deux parties, bougez un peu si besoin.

Nous avons tendance à nous projeter, à nous investir sans cesse dans le monde extérieur ; cette mauvaise habitude s'est inscrite dans notre ossature.

Observez cette véritable projection du squelette vers l'avant, la tension dans les bras, les épaules, le mouvement constant de préhension qui accapare les mains, contracte la mâchoire. Nous voulons tout le temps saisir, attraper, agripper. Cette attraction tire le dos en arrière, la colonne vertébrale et les vertèbres craquent, le cou est douloureux, tendu...

La relaxation doit corriger ces mauvaises postures en assouplissant les épaules, les bras, le bassin, les jambes.

Mouvement + poids : le squelette est soumis à cette pression constante qui le déséquilibre, use ses articulations, tend ses muscles.

Outre la colonne vertébrale, qui protège la moelle épinière, formée de vingt-six vertèbres (les cinq lombaires sur lesquelles portent de nombreux exercices étaient considérées par les Anciens comme le siège de la puissance et de la création), il y a la tête qui repose en équilibre sur la colonne à hauteur du cou — au niveau des conduits auditifs (elle pèse environ sept à neuf kilos et est constituée de vingt et un os).

Assis, les yeux fermés, tournez lentement la tête de droite à gauche en arc de cercle, puis de bas en haut. Faites des mouvements de plus en plus larges en prenant de la vitesse : représentez-vous ce poids en équilibre sur une colonne elle-même fort vulnérable...

Descendez le long des vertèbres en les palpant, massez le bassin, les cuisses, les mollets, les chevilles, les pieds.

Levez-vous et essayez de percevoir le déplacement de votre pesanteur, comment toutes ces masses réparties dans la posture assise vont à nouveau se déplacer. Appréciez comment le squelette s'acquitte de cette fonction.

Remuez les chevilles, faites jouer les articulations des pieds. Reste le *joug* constitué des clavicules et des omoplates. Et le thorax, complexe assemblage d'os et de muscles qui se soulève et s'abaisse de dix-huit à vingt-six fois par minute.

La relaxation de ces trois parties : les épaules, la poitrine, le bassin, est très importante. En effet, nos épaules ont toujours tendance à s'abaisser sinon à s'affaisser dans les situations conflictuelles de doute et d'abattement. La respiration est alors fortement comprimée et le bassin supporte seul le poids du corps qu'il transmet aux jambes.

Observez vos attitudes : vos épaules sont-elles hautes, basses, « normales », vous font-elles mal ?

Sentez-vous une pression sur les hanches, d'une façon constante, par intermittence ?

Peu à peu vous verrez que votre squelette constitue la base, l'appui le plus sûr de vos exercices et vous sentirez de mieux en mieux comment les masses se répartissent dans votre corps.

Les articulations

Ce sont les articulations qui transmettent le poids des masses entre les différentes parties concernées du corps.

C'est pourquoi nous devons tenir grand cas et entretenir particulièrement ces cent une articulations situées aux points « stratégiques ».

Ainsi les articulations des hanches qui transmettent le poids du tronc aux cuisses.

Le cou, la colonne, les épaules, les bras, les mains et les pouces, la poitrine, les hanches, les genoux, les chevilles, les pieds : les articulations ne se contentent pas de transmettre la pesanteur et de la répartir sur l'ensemble du corps, elles enregistrent, elles interprètent la moindre pression, la plus petite défaillance.

Nous devons demeurer à l'écoute de ces vibrations subtiles, notre équilibre trouve sa source dans l'interprétation de ces messages.

Mouvement et poids : le travail des articulations est soumis à rude épreuve. De nombreuses personnes âgées sont victimes de maladies affectant les articulations, arthrite ou inflammation. Quelquefois les cartilages sont entamés par l'usure.

Les personnes qu'un travail physique soutenu oblige à garder certaines postures debout doivent veiller à compenser par des mouvements appropriés la mauvaise répartition de la pesanteur qui ne manquera pas à la longue d'affecter leurs articulations.

Les muscles

Incontestablement la musculature est la partie corporelle la plus concernée par les exercices de relaxation — on peut même dire qu'elle en constitue l'enjeu (toutefois que le lecteur n'oublie pas le rôle essentiel du squelette et des articulations).

On dénombre six cents muscles directement attachés au squelette. Ils sont impliqués dans chaque geste, chaque mouvement, chaque inspiration, chaque expiration.

Continuellement soumis à un régime de tensions et de détentes, ils s'allongent et se relâchent sans cesse selon leur tâche.

Mais dans la majorité des cas *ils ne connaissent jamais une contraction et un relâchement complets.*

La musculature joue un rôle décisif dans notre métabolisme. Les muscles enregistrent et conservent en mémoire nos réactions émotionnelles les plus anodines.

Ils agissent mais ils perçoivent également avec une acuité extraordinaire nos tensions les plus infimes et s'avèrent capables de nous les rappeler...

Ce sont les agents les plus précieux de notre équilibre. Négligés, ils ne manqueront pas d'affecter et bientôt d'entraver jusqu'à notre volonté.

Le rappel à soi-même ne serait pas possible sans les muscles. Plus ceux-ci gagneront en élasticité, plus cette présence, si essentielle à la relaxation, s'affinera, s'intensifiera.

Il est donc nécessaire de prendre grand soin de sa musculature. Soumis à la pesanteur et aux agressions extérieures, les muscles d'un adulte connaissent rarement un fonctionnement « normal », c'est-à-dire correspondant à leur possibilité réelles d'extension et de détente.

Ou trop tendus, ou trop lâches, ils peuvent se nouer les uns aux autres, se durcir et finir par se « souder » — le cas le plus fréquent est la nuque.

La relaxation vous aidera à retrouver une élasticité musculaire satisfaisante.

Les muscles sont aussi les garants d'une bonne circulation du sang et d'une respiration ample.

En serrant les veines ils chassent le sang vers le cœur (qui affluait par les artères vers les points les plus éloignés du cœur).

Le travail musculaire facilite cette opération de pompage veineux — le cœur est lui-même un muscle.

C'est la raison pour laquelle de nombreux exercices de relaxation s'effectuent la tête en bas : la pesanteur naturelle étant inversée, le sang afflue vers le cœur beaucoup plus aisément et la musculature se trouve également soulagée. La respiration dépend des muscles intercostaux et du diaphragme, situés sous la cage thoracique.

La relaxation, en calmant et décontractant ces muscles, fait participer le corps entier à la respiration. Vous devez lors de vos expirations et de vos inspirations sentir le diaphragme se soulever puis s'abaisser. Posez votre main sur le ventre, vous constaterez que le diaphragme est presque toujours tendu, qu'il ne se relâche pas naturellement. Nous sommes particulièrement sensibles à ce phénomène de rétraction durant une émotion violente.

Une profonde expiration, en creusant suffisamment l'abdomen, chasse les pensées encombrantes, redonne toute sa puissance au diaphragme.

Sinon ce dernier ressemble à un soufflet fonctionnant environ au tiers ou au quart de sa capactié normale.

On le voit, les muscles sont des agents décisifs de notre santé. Mais leurs tâches sont souvent trop lourdes : apprenez à mesurer vos mouvements, ne forcez jamais un exercice.

La relaxation n'est pas une gymnastique. Il n'est pas question de se fabriquer une musculature d'athlète en béton... La musculature procure santé et force mais elle provoque aussi de nombreuses maladies.

La prise en charge de notre musculature est un grand pas vers la santé.

Finies les négligences et les erreurs ! Les prouesses physiques pour épater la galerie, quitte à passer trois jours au lit !

Votre vitalité ne dépend pas d'une démonstration de tension musculaire spectaculaire mais au contraire réside dans l'absence d'une telle tension.

La relaxation n'expose pas un corps surgonflé comme une voiture de compétition.

La relaxation ne propose en fait aucun critère, aucune mesure, aucune mensuration idéale qu'il s'agirait de copier servilement ; sa seule norme est celle de la santé originelle.

C'est à vous de trouver, dans votre squelette, dans vos articulations, dans vos muscles, la réponse à vos questions, l'image, le « patron », le modèle de votre corps.

La relaxation vous y aidera sûrement...

Tonifiez-vous !

Maintenant que vous avez saisi la nécessité d'entretenir une bonne musculature, voici une première série d'exercices faciles à faire, qui vous donneront un excellent tonus.

Nous vous conseillons de les accomplir parallèlement aux rappels ou « stop ».

Ils forment *un ensemble dynamique* et vous prendrez vite l'habitude pendant les rappels d'effectuer quelques assouplissements musculaires.

Ces exercices, du moins les plus faciles d'entre eux, peuvent être effectués à la maison, au bureau, dans les transports.

Lorsque vous les pratiquez chez vous, il est bon de choisir des vêtements larges et souples comme un pyjama ou un survêtement, et de garder les pieds nus. Évitez la lumière crue, l'obscurité est même recommandée.

Si vous ne pouvez supprimer les bruits du dehors, faites au moins silence dans la pièce, même pour Mozart !

Le maître mot, la gouverne de ces mouvements doit être : Lâchez prise !

Vous allez apprendre à abandonner vos tensions,

à les laisser se diluer, se dissoudre dans l'espace.

Touchez vos muscles : sont-ils flasques, mous, sans consistance ? Votre musculature est atone, trop relâchée ; sont-ils durs, rigides ? Votre musculature est hypertendue, figée.

La tonification rendra à vos muscles leur élasticité naturelle et leur fermeté.

Le succès dépend de votre capacité à vous abandonner complètement à la détente, à vous « soumettre » au relâchement.

Plus vous serez présent et authentique dans votre travail sur les tensions, plus la fatigue cédera du terrain.

Impliquez-vous complètement dans ces exercices, la relaxation vous libérera et vous saurez peu à peu vous détacher de ces blocages, de ces nœuds musculaires qui se déferont d'eux-mêmes.

Lâchez tout !

Vous comprendrez mieux la nature du « lâchez prise » après une journée particulièrement éprouvante.

Vous sentirez alors vos résistances, vos points de tension les plus durs, mais aussi les zones « saines » de votre corps. Abandonnez-vous complètement à la fatigue, ne lui résistez pas. Accueillez votre lassitude avec confiance.

Allongez-vous sur le dos ou dans une autre position qui exprime pour vous l'abandon, la détente.

Vous êtes un sac de grain jeté à terre, une branche d'arbre ballottée par un torrent et qui vient d'échouer sur un lit de pierres...

Laissez monter les images.

Ne résistez pas aux pulsions qui vous traversent avec la soudaineté de l'éclair.

Serrez les dents.

Crispez les poings. Tendez les jambes.

Plissez votre visage.

Connaissez-vous dans cette attitude générale de défense.

Allez jusqu'au fond de cette sensation douloureuse de harassement et de blocage musculaire. Du moment que vous ne « perdez pas pied », que vous restez présent et attentif, la détente survient normalement.

C'est au niveau de votre respiration que vous sentirez d'abord poindre la relaxation.

Le souffle ne peut pas rester comprimé indéfiniment.

L'expiration ouvre les portes du regard intérieur ; l'inspiration enseigne la connaissance.

Ne perdez pas le rythme de cette respiration qui naît d'elle-même, comme un oiseau apprend à voler...

Grâce à ce rythme vous parcourrez le corps.

En vous fixant au niveau du plexus solaire, détendez les doigts, les orteils, les mains, les pieds.

Sentez votre tête, votre visage se détendre, une fraîcheur perle sur votre front comme une rosée matinale.

Rien ne peut vous atteindre dans cette ouverture. Vous êtes libre.

Le matin, votre corps se présente différemment. Ne manquez pas ce moment privilégié ! Avec un peu d'entraînement vous demeurerez complètement présent au réveil.

Le premier mouvement est un étirement spontané qui procure une sensation de détente immédiate.

Soyez pleinement conscient de ce réflexe musculaire : étirez-vous et détendez-vous dans votre lit.

Levez-vous et accomplissez quelques mouvements de détente : levez les bras aussi haut que possible sans que vos pieds touchent le sol, encore, encore... Puis inclinez-vous, sans plier les jambes, et touchez le bout de vos pieds.

Tendez les bras et les mains le plus loin possible devant vous, comme si vous alliez toucher l'horizon ou le mur de votre chambre.

Laissez-les retomber le long du corps et remuez les doigts vivement, comme pour les égoutter.

Tournez la tête comme si elle était prise dans un accélérateur de particules.

Amusez-vous à boxer un adversaire invisible, en décomposant soigneusement chacun de vos gestes. Expirez à fond au moment de lâcher votre coup de poing. Dansez d'un pied sur l'autre, les coudes près du corps, le menton rentré. Tenez-vous facilement l'équilibre ?

Vous pouvez également simuler le tir à l'arc (fig. 2).

C'est un exercice idéal pour travailler la tension et la détente ainsi que l'attention.

Soyez présent dans chaque geste, qu'aucun frémissement ne vous échappe. Représentez-vous mentalement une vraie cible.

Tenez fermement avec votre main gauche l'arc invisible. Tendez-le à bout de bras, le poing serré sans excès. La main droite est souple comme une hirondelle, ses doigts pourraient jouer du piano. Le pouce et l'index serrent sans trembler la corde imaginaire.

La main droite, coude cassé, part loin en arrière. Restez aussi longtemps que possible dans cette attitude : soyez parfaitement présent dans cette immobilité.

La jambe gauche est en avant, la droite en arrière, le pied en angle droit, très légèrement fléchie.

Durant ce temps d'inspiration vous vous rappelez à vous-même dans la rétention du souffle vital.

Vous visez.

La flèche part, atteint son but... qui est vous.

Saluez, les mains jointes, la grâce de cet instant. Ne faites cet exercice du tir à l'arc qu'une fois par jour, si possible le matin.

Améliorez votre posture, perfectionnez-la, cherchez le dynamisme dans l'immobilité parfaite.

Chaque pouce de votre corps doit vibrer à l'instant du tir... Tension et détente s'épousent : la relaxation est impeccable.

Tonifiez la nuque

La Bible nomme les incrédules les nuques raides. Voici un exercice destiné à rendre leur élasticité aux hommes de peu de foi...

Debout, les jambes écartées, les épaules légèrement fléchies. Vous penchez la tête en bas, le menton rentré (fig. 3).

Vous la relevez et la rabaissez aussitôt, comme si vous acquiesciez à une question primordiale.

Accélérez.

Faites le même mouvement, mais cette fois vous

niez férocement, et votre tête va rapidement de gauche à droite.

Ensuite faites des cercles, toujours avec votre tête. Restez assis si vous avez le vertige.

Ce travail détend les vertèbres cervicales et assouplit le mental, nettoie les encombrements psychiques.

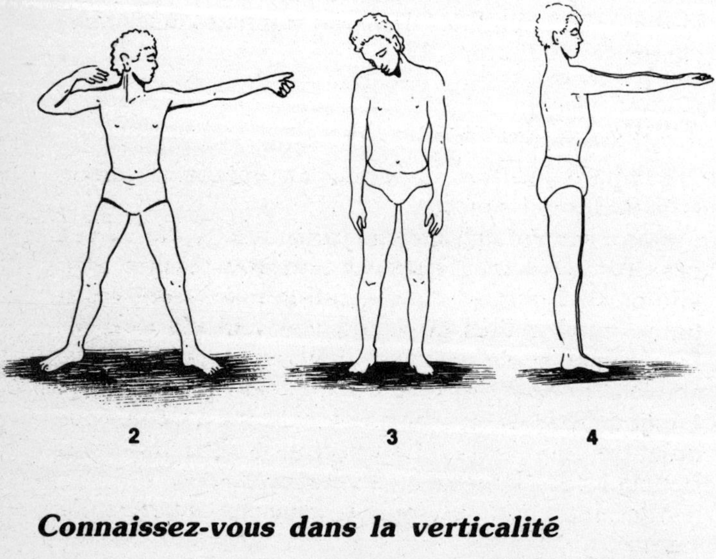

2 3 4

Connaissez-vous dans la verticalité

Cet exercice vous enseigne non seulement la posture corporelle correcte : la colonne droite, le menton rentré, le ventre creusé, mais il a la faculté d'équilibrer les forces intérieures.

Debout, les pieds joints. Les mains, pouces collés aux doigts, paumes ouvertes vers le ciel, comme pour une offrande.

Les bras sont tendus à l'horizontale (fig. 4).

Serrez les muscles fessiers en poussant vers l'avant tandis que vous rentrez le ventre, conservez la tête bien droite et le regard horizontal.

La droiture morale dépend souvent d'une attitude corporelle adéquate.

Peu à peu votre corps se retrouvera naturellement dans cette ébauche de posture. Pratiquez-la souvent : elle agit comme un instrument de régulation, une pendule dans la connaissance intérieure.

Tonifiez l'abdomen

Accomplissez cet exercice au minimum deux heures après les repas.

Évitez la brutalité, prenez votre temps. Ne forcez pas, mais ne vous laissez pas non plus rebuter trop vite par la difficulté. La relaxation éveille des résistances musculaires qu'il est nécessaire de réduire. La douleur subie pendant un mouvement anticipe souvent un soulagement prochain de vos tensions. L'enjeu de ce travail est une fortification de la musculature abdominale. La respiration et la digestion bénéficieront largement de ces exercices.

Allongez-vous, les mains croisées derrière la nuque.

Prenez une puissante inspiration et levez vos deux jambes serrées, sans plier les genoux, environ soixante centimètres au-dessus du sol. Revenez à la position initiale sans toutefois toucher le sol ! Recommencez. Arrêtez quand vous jugez que la crispation abdominale est trop douloureuse (fig. 5).

Dans la même posture faites des ciseaux avec vos jambes tendues, alternativement à l'horizontale, puis à la verticale. Cherchez un rythme qui se modèle sur la respiration (fig. 6).

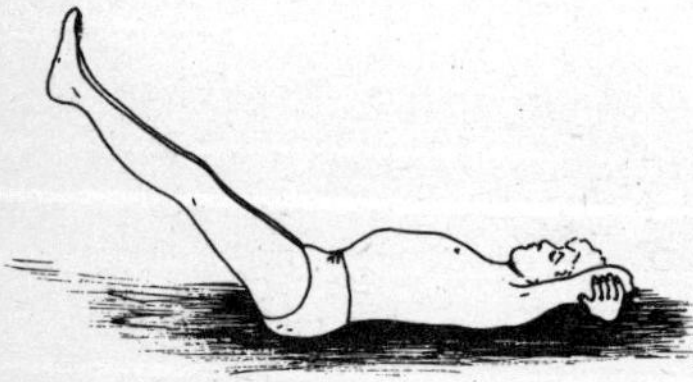

5

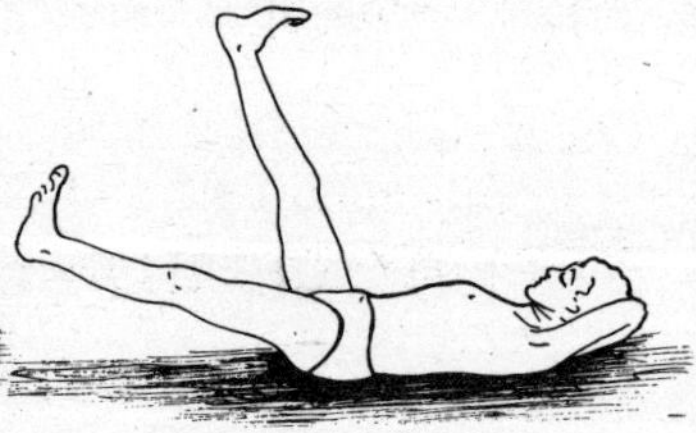

6

Tonifiez le dos, activez les sécrétions glandulaires

Voici votre premier exercice en plusieurs mouvements. La troisième partie en comporte d'autres, ils ne sont pas plus difficiles à faire mais exigent de la lenteur et que vous les décomposiez.

Vous vous allongez sur le ventre. Les mains adhèrent au sol au niveau des épaules. Le menton touche terre (fig. 7).

Vous inspirez en levant la tête sans brusquer, vous soulevez lentement le haut du corps, les coudes se soulèvent, les pieds et les mains ne décollent pas tandis que le ventre adhère fermement au sol.

Vous revenez en expirant à fond (fig. 8).

Recommencez une fois. Vous vous soulevez jusqu'à mi-corps, la tête droite, en prenant bien appui sur les avant-bras (fig. 9).

Glissez vers l'arrière et asseyez-vous sur les

talons, le dos droit, les mains à plat sur les genoux, les bras modérément tendus, la tête bien droite sur les épaules qui restent souples. Réglez votre respiration en rentrant bien l'abdomen durant les expirations (fig. 10).

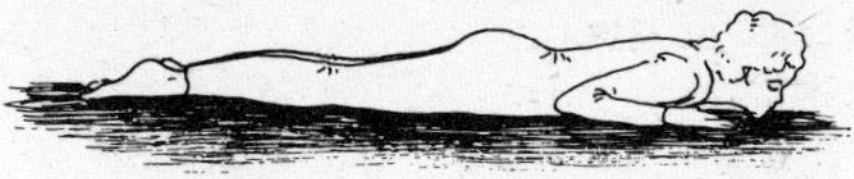

7

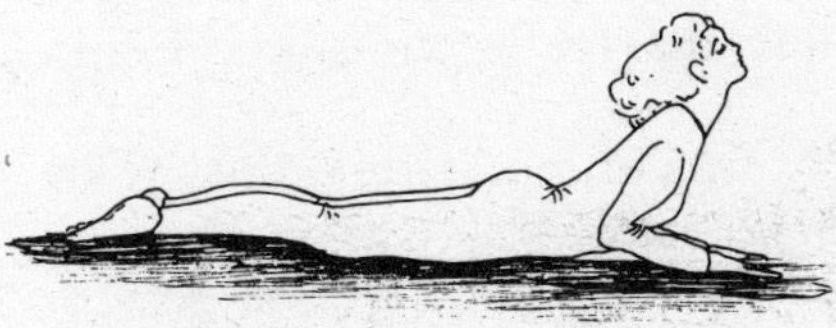

8

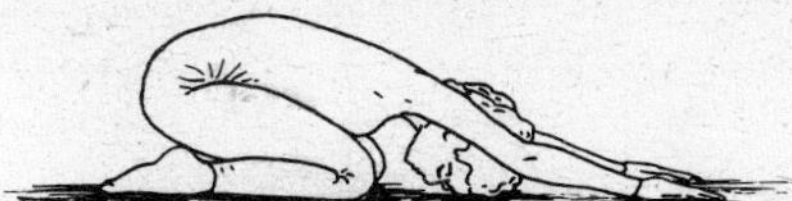

9

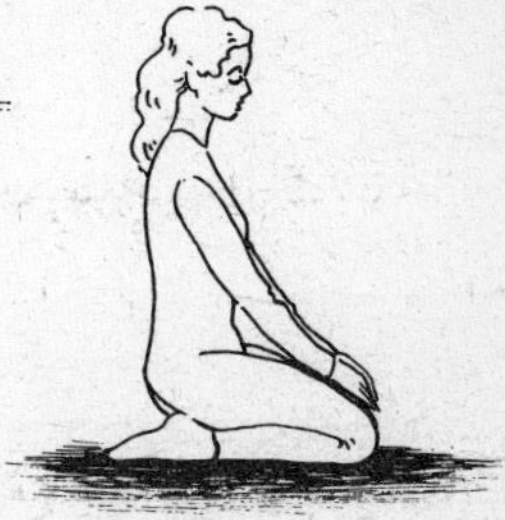

10

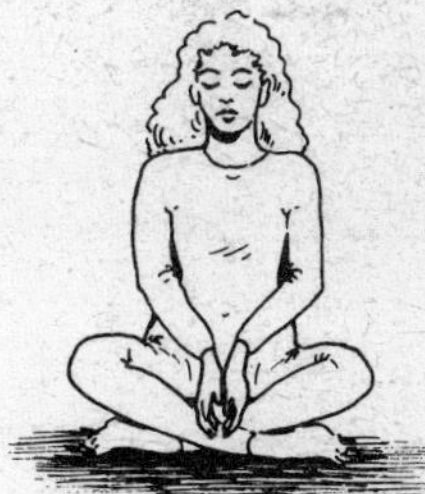

11

Cette posture assouplira votre épine dorsale, développera la musculature de la cage thoracique essentielle à l'amplitude de la respiration. Enfin votre système endocrinien sera stimulé et tonifiera votre métabolisme.

La troisième partie vous montrera d'autres postures de tonification et d'assouplissement, mais commencez par pratiquer ces premiers exemples, sans excès ni précipitation. Ils devraient faciliter le rappel à soi-même dans un premier temps et commencer de libérer vos énergies emprisonnées.

Le premier indice d'une bonne pratique, c'est le plaisir d'accomplir ces exercices.

Mais je ne voudrais pas terminer cette première partie sans vous indiquer la posture de relaxation la plus simple et partant, la plus profonde.

Certes elle ne fait qu'esquisser des postures autrement plus belles mais elle vous apprendra déjà énormément.

Après une série d'exercices, après une journée de présence à soi, asseyez-vous simplement en tailleur.

Les yeux fermés, les jambes croisées, les mains jointes. Le dos relativement droit (fig. 11).

Trouvez votre respiration juste.

Sentez toutes vos cellules s'éveiller.

Écoutez leur message.

La paix vous accueille : vous êtes chez vous...

2
Les deux grandes méthodes de relaxation

On distingue deux grands courants spécifiques.

Le premier est incontestablement le plus répandu dans le monde. En effet, la méthode du psychiatre allemand Schultz, le training autogène, continue d'influencer et d'inspirer des milliers de praticiens.

Le second courant s'est largement développé aux États-Unis, sans jamais parvenir à écarter définitivement les techniques mises au point par Schultz.

C'est un professeur américain, E. Jacobson, qui a approfondi une méthode, la relaxation progressive, à partir de ses recherches sur les réactions nerveuses, telles que les frémissements et les sursauts involontaires.

Il faut souligner que l'invention et la mise en œuvre pratique de ces méthodes datent déjà du début du siècle.

Elles furent décisives dès l'origine. Les différents courants, tendances plus ou moins marginales, qui se sont implantés depuis lors, n'ont fait en vérité que prolonger ces découvertes.

Mais avant d'étudier en détail les techniques mises en œuvre par Schultz et Jacobson, il convient d'insister sur les points à la fois théoriques et pratiques qui les différencient sensiblement l'une de l'autre.

Ce sont évidemment ces idées préalables qui fondent la doctrine et détermineront la validité pratique et thérapeutique de la méthode en question.

Or, les professeurs Schultz et Jacobson n'ont apparemment pas la même conception du corps.

Il convient donc d'insister particulièrement sur ces distinctions, car elles orientent non seulement le travail des praticiens mais elles peuvent également correspondre à des tendances personnelles du patient.

Ce dernier peut effectivement se trouver plus ou moins à l'aise dans une méthode de relaxation alors qu'une autre lui conviendrait tout à fait.

— La méthode du professeur Schultz envisage la relaxation à partir d'un point de vue global. Ses techniques s'appuient essentiellement sur une mise en condition mentale.

— La relaxation progressive de Jacobson vise strictement le plan physiologique de l'individu. Ses exercices contribuent à une prise de conscience musculaire sans jamais faire appel à la concentration mentale.

Autant les techniques de Schultz visent en réalité un état de déconnexion voisin de l'hypnose, autant la méthode de Jacobson s'en tient à la prise de conscience des nœuds et des blocages musculaires et à eux seuls.

On voit, d'ores et déjà, que les buts diffèrent incontestablement, et que le travail à accomplir n'engage pas les mêmes zones de sensibilité.

On pourrait dire de Jacobson qu'il ne s'intéresse

vraiment qu'au plan physiologique de la relaxation, que toute son entreprise concerne une éducation patiente de la musculature.

Même si les méthodes mises au point par Jacobson procurent un incontestable bien-être à ses patients, si le relâchement musculaire obtenu suscite un évident relâchement psychique, on est tenté de dire que ces états intérieurs n'intéressent pas Jacobson. En tout cas il n'a pas voulu sciemment établir sa doctrine et sa pratique thérapeutique sur l'« a priori » de ces états de détente psychique.

Alors que la recherche de Schultz, directement issue de la tradition dite de l'hypnose médicale des psychothérapeutes français et allemands de la fin du XIXe siècle, se soucie au premier chef de la concentration mentale du patient.

Il s'agit d'abord d'obtenir du sujet qu'il réussisse à se représenter mentalement la relaxation elle-même. Schultz, grâce à ses techniques, à ses phrases inductrices, développe chez son patient une image intériorisée de la relaxation.

Le lecteur saisit maintenant la différence profonde sinon la divergence qui préexistent à ces méthodes.

L'une ne veut se soucier que d'une sorte d'éducation musculaire patiente ; l'autre cherche à établir immédiatement dans l'esprit du sujet une idée ou unc représentation de l'état de relaxation recherché.

Le training autogène est certainement en passe d'obtenir la suprématie sur la méthode rivale.

Il faut reconnaître que les travaux de Schultz anticipaient dès 1908 sur les soucis et les problèmes physiologiques et psychiques des hommes et des femmes de cette fin du XXe siècle.

Cette familiarité immédiate avec soi-même, cette intimité intérieure dont ces techniques nous prônent l'efficacité sont totalement d'actualité.

Le succès du training autogène, qui est en train de supplanter la méthode de Jacobson aux U.S.A. même, s'explique par sa capacité pratique instantanée. Les effets psychiques de la relaxation sont en effet immédiatement perceptibles.

Le patient éprouve un bien-être, une sécurité intérieure immédiats qui l'ouvrent à la promesse d'un complet épanouissement.

Il se trouve effectivement que sous l'effet de la pression du monde moderne, sous le choc des agressions de plus en plus caractérisées, les individus se sont inconsciemment familiarisés avec une perception intérieure, que d'autres sociétés, plus naturelles, plus harmonieuses, ne favorisaient que peu ou prou.

La relaxation qui s'appuie sur une donnée initiale psychothérapique a donc de grandes chances de se développer et de s'approfondir dans un milieu saturé et pollué. Cet étonnant paradoxe reste évidemment du domaine de la pure spéculation et ne saurait acquérir ici une valeur scientifique quelconque. Mais il demeure que la relaxation fait partie de ces étranges antipoisons sécrétés par le monde moderne...

Nous souhaitons nous connaître mieux au fur et à mesure que notre environnement se complexifie, que les risques extérieurs accentuent leur menace ;

en nous introduisant immédiatement au cœur de l'expérience intérieure, le training autogène supplée à bien des refoulements, bien des frustrations.

Sans doute son succès dépend-il aussi pour une grande part de sa rapidité et de son efficacité.

C'est la personnalité tout entière qui se trouve immédiatement concernée, objet et sujet d'une expérience exaltante.

Jacobson en ne souhaitant que donner une éducation musculaire sans insister sur les états de détente comme une sorte de préalable « initiatique » avait moins de chance de convaincre...

Bien sûr, toutes ces remarques sont sujettes à caution mais indéniablement la méthode de Schultz en insistant fortement sur la signification psychologique du relâchement musculaire rencontre une écoute, une compréhension immédiate.

Nous allons maintenant examiner les techniques et les différents exercices proposés par ces deux méthodes.

Le training autogène

Le professeur Schutz étudia dès le début du siècle les règles et les résultats obtenus par les adeptes des disciplines orientales, spécialement le yoga. Parallèlement il suivit de près les progrès de la psychanalyse freudienne : il fut d'ailleurs un élève assidu du savant viennois.

Ce sont ces recherches conjointes, portant à la fois sur les postures corporelles orientales, la puissance thérapeutique de l'hypnotisme ainsi que la découverte primordiale de la psyché humaine qui le conduisirent à développer sa propre méthode : le training autogène.

Littéralement cette expression signifie : auto-décontraction concentrative.

Mais ne nous laissons pas impressionner par ce terme un peu rébarbatif. Cette curieuse association verbale signifie simplement ceci : un individu « normal », non handicapé ou atteint de lésions graves, peut perfectionner son équilibre nerveux, en cultivant régulièrement la détente corporelle, en prenant progressivement conscience de son corps en tant que globalité.

Le corps est capable de se soigner lui-même et de régulariser ses déséquilibres, de mettre fin à ses manques, si tant est que nous lui en laissions l'entière possibilité.

Le training autogène est l'apprentissage d'une certaine liberté corporelle.

Le point le plus important à saisir pour comprendre l'originalité et la spécificité du training autogène demeure la nécessité préalable d'une représentation, d'une fixation de l'image idéale de la relaxation.

Précisons formellement qu'il serait absolument erroné de comparer cette technique avec les méthodes du professeur Coué.

Il ne s'agit pas de se persuader ou de s'imposer quoi que ce soit.

Les phrases inductrices avec lesquelles nous allons maintenant nous familiariser lors des exercices anticipent et annoncent verbalement un état de paix et de détente déjà latent dans le corps. Elles constituent moins une provocation, une incitation volontaire qu'une vérité déjà ressentie sur le plan inconscient.

Ce sont ces formules qui aident le mental à se stabiliser, à repérer quelques points d'ancrage, à trouver un équilibre dont on ne répétera jamais assez qu'il est inhérent, jamais entièrement réprimé.

Avant de décrire les exercices mis au point par Schultz, rappelons une dernière fois qu'ils partent d'un point de vue uniquement mental et visent un état de déconnection intérieure, un changement psychique obtenu grâce à des mouvements corporels obéissant à la raison.

La méthode distingue deux cycles, l'inférieur et le supérieur. Seul le premier peut être tenté sans la présence d'un thérapeute ; le second est praticable seulement après plusieurs années et nécessite une surveillance et une assistance permanentes durant les séances.

Le cycle inférieur

L'environnement immédiat

Il est recommandé de diminuer la pression extérieure, de réduire les stimuli, les bruits, les lumières trop crues ou trop vives. L'idéal est de se retirer dans une pièce tranquille, dans une demi-obscurité, à température moyenne.

Il faut également quitter ses vêtements gênants, ôter ses chaussures. Chercher naturellement à atteindre un maximum de bien-être équivaut déjà à une excellente anticipation des futurs états de relaxation.

Ajoutons que les heures les plus favorables indiquées par les manuels de yoga nous paraissent aussi appropriées pour la relaxation.

L'aube et le coucher du soleil seraient par exemple souhaitables...

Deux positions au choix

Schultz propose deux positions ou postures de détente que chacun est libre de préférer selon ses goûts et ses aptitudes. Toutefois, nous pensons qu'après une pratique régulière, il est bon de connaître et de se relaxer indifféremment dans les deux positions.

a. Le cocher de fiacre

Choisir un fauteuil confortable, à dossier haut, avec de larges accoudoirs. Ce type de siège permet d'appuyer le dos, de faire reposer les bras et les cuisses sans contrainte : la sensation de contact est très importante.

Le bas de la colonne vertébrale est vertical ou incliné vers l'arrière. Les bras sont ballants : les 2/3 des avant-bras reposent sur la racine des cuisses.

b. Couché

On s'allonge sur un lit ou un divan confortable. La nuque peut être soutenue par un ou plusieurs coussins mais la tête peut aussi reposer à plat. Ce choix dépend uniquement de la structure de la colonne vertébrale du sujet. Il faut simplement chercher le confort.

Les bras reposent tranquillement le long du corps, les paumes dirigées vers le bas.

Les pointes des pieds sont relâchées, dirigées vers l'extérieur. L'état général du corps doit tendre à une parfaite décontraction, une sorte de flexion paisible des muscles, un relâchement des nerfs.

Les yeux doivent être fermés. Non seulement cette position permet d'éviter un surplus de stimuli optiques tout à fait inutiles, mais elle favorise également l'attention et la concentration mentales.

D'autre part, les images, les multiples sensations visuelles, les impressions mentales qui ne tarderont pas à faire surface lors des exercices seront d'autant plus perceptibles et par conséquent conscientisées que le sujet en sera averti.

Il est aussi important de prendre conscience de la liberté de nos globes oculaires sous les paupières, de les faire jouer à notre gré un peu comme les yeux d'une poupée.

On voit que ces deux postures n'ont rien d'extraordinaire et qu'elles correspondent à nos positions coutumières de détente en Occident. Seulement nous les prenons sans même nous en rendre compte alors que la relaxation va développer cette prise de conscience si importante pour la détente et la tranquillité.

c. Induction au calme

Cette induction au calme pourrait bien constituer la clef du training autogène. Elle en forme la base. Il est en effet demandé instamment, comme préalable aux exercices de relaxation, de se laisser doucement pénétrer par la formule : « Je suis tout à fait calme. »

Au commencement de l'apprentissage cette phrase ne possède évidemment guère de sens persuasif et le patient peut avoir quelque tendance à la prendre à la légère.

Mais elle ne saurait être négligée, elle n'est pas un mot banal de circonstance, une pensée illogique ou gratuite.

Certains sujets ont même la réaction de s'en défier ou de s'en défaire, ils lui octroient un sens d'autosuggestion qui ne leur plaît guère.

Il faut donc passer outre et ne pas s'identifier avec ces mouvements autant réactifs qu'instinctifs qui passeront vite.

Les premiers bénéfices psychiques des exercices auront tôt fait de dissiper ces premières brouilles. Alors la formule « Je suis tout à fait calme » prendra pleinement son sens et commencera d'induire chez le sujet un état de calme véritable et stable, car elle lui rappellera une connaissance déjà acquise.

Ce n'est que lorsque le corps commence à connaître le calme qu'il peut réellement se laisser saisir par la formule inductrice. Dès lors les sujets ne voudront plus se passer de cette formule augurale, véritable sésame de l'expérience de la relaxation...

Cette formule est inductrice et anticipatrice d'un état de déconnexion intérieur que le patient apprendra lentement à reconnaître comme sa vérité originelle, l'expression de sa nature profonde.

Certains thérapeutes ont l'habitude de demander à leurs patients, durant les premières séances de relaxation, de leur décrire avec autant d'exactitude que possible leurs impressions, leurs sensations au moment où ils prononcent la formule inductrice.

Grâce à ces indications précieuses, ils sont capables de reconnaître immédiatement le type psychologique de leur patient et d'orienter ensuite à bon escient la suite des exercices.

Rappelons que cette formule prononcée mentalement une seule fois est une imprégnation, une pénétration mentale passive qui ne doit jamais revêtir un caractère violent ou volontaire d'autopersuasion.

Les six exercices qui suivent constituent le cycle inférieur du training autogène. Ils doivent être accomplis progressivement et dans l'ordre.

On ne peut passer de l'un à l'autre qu'après l'assimilation complète du précédent. Ces exercices ne durent qu'une minute et demie. Mais il est indispensable de les reproduire trois fois par jour. Cette régularité dans le temps est rigoureusement indispensable au bon succès de l'entreprise.

1er EXERCICE
L'EXPÉRIENCE DE LA PESANTEUR

Il est demandé au patient de se concentrer sur la formule : « Mon bras droit est tout à fait lourd. »

Les gauchers inverseront la proposition.

Souvenons-nous une dernière fois qu'à l'instar de la phrase inductrice du cycle entier, ces formules qui vont débuter chaque exercice, incitent la pensée, dynamisent le mental mais ne concernent pas l'action motrice, le faire.

Il reste au sujet, dans la position de son choix, assis ou couché, à se laisser gagner par l'idée que son bras droit est tout à fait lourd.

Certains types psychologiques seront aidés en se représentant leur bras en plomb, d'autres préféreront évoquer une image musicale propre à l'idée sonore qu'ils se font de la lourdeur.

Normalement le sujet enregistrera rapidement — quelques jours — une sensation de pesanteur, sans cesse grandissante, qui finira par engourdir entièrement son bras droit.

Au bout de quelque temps cette sensation de lourdeur, mais fort agréable, irradiera le reste des membres, gagnera certains points corporels restés obscurs.

La sensation de pesanteur, au fur et à mesure des progrès du patient, sera donc précédée d'une formule « améliorée », sans cesse peaufinée, allant du : « Mes deux bras sont tout à fait lourds » au : « Mon corps est tout à fait lourd » final.

Quand ce travail est accompli facilement, avec une préparation courte, les exercices peuvent être prolongés sans danger, au gré du sujet. Ensuite, la durée de la relaxation dépend du désir de chacun.

Très important :

Pour revenir à la tension normale, il faut plier énergiquement le bras et le laisser se détendre, inspirer profondément, rouvrir paisiblement les yeux. Cet exercice est absolument nécessaire. Il est instamment demandé par tous les thérapeutes de ne jamais interrompre brutalement une relaxation sans effectuer au préalable quelques mouvements de rappel à la condition « normale ». La reprise est capitale.

Nombre de sujets se plaignent après des séances dites de relaxation de légers malaises, d'une sensation de trouble et d'étrangeté, et même de la continuation de certains états perçus durant les exercices.

Il faut le savoir : la reprise est en vérité aussi importante que la mise en condition initiale, le mental est largement concerné dans les deux cas et ne peut être négligé sans risque. Certains thérapeutes souhaitent que leurs patients notent après chaque séance les impressions ressenties. Non seulement ces notes les aident dans leur travail, car ils perçoivent mieux la psychologie du sujet, ses troubles et facilitent la localisation de leur fixation, mais elles contribuent à augmenter grandement les perceptions intérieures.

Nous ne pouvons qu'encourager le lecteur dans sa pratique individuelle à accomplir un tel travail ; ses notes l'aideront sûrement dans le dialogue entre sa personnalité psychique et son appareil nerveux et musculaire.

2e EXERCICE
L'EXPÉRIENCE DE LA CHALEUR

Après la pesanteur, la chaleur. Ces deux états sont constitutifs de toute expérience hypnotique. C'est la raison pour laquelle Schultz, quand il institua sa méthode, pensa qu'il fallait les placer au commencement de la relaxation afin qu'ils induisent immédiatement un état de déconnection mentale.

Cet exercice suit le déroulement du précédent. A la simple différence que la phrase augurale porte maintenant sur la chaleur du bras : « Mon bras droit est tout à fait chaud. »

La sensation de chaleur s'étendra au reste du corps au bout de quelques semaines.

Il est utile de mentionner à propos de cette expérience précise que la chaleur intérieure est aussi une constitutive importante de la technique du yoga. On nomme ces ondes caloriques qui parcourent le corps lors des exercices les *tapas*.

Les spécialistes indiquent que c'est à cette étape de la relaxation que les patients commencent à comprendre vraiment la nature de l'expérience entamée. Ils voient la valeur profonde de l'attitude passive. Ils constatent enfin que la volonté doit demeurer absente. Ils attendent tranquillement que la chaleur veuille bien irradier spontanément sans intervention égotique.

Cette compréhension d'une sorte de passivité active due à la relaxation est à rapprocher sans nul doute des états prônés par les techniques de concentration orientales. Toutes insistent sur le non-agir, la réceptivité propre à l'état de méditation.

3e EXERCICE
L'EXPÉRIENCE CARDIAQUE

L'objet de ce nouvel exercice est le cœur.

Précisons encore la nature passive de l'expérience. Il n'est pas question ici de modifier le rythme cardiaque, de le ralentir ou de l'accélérer, mais simplement de se montrer attentif, concentré sur sa pulsation naturelle.

Sentir son cœur signifie également que le sujet doit fixer sa pensée à l'emplacement corporel exact du muscle cardiaque. La localisation anatomique est fort importante, elle aussi participe pleinement de la relaxation. En effet, connaître peu à peu la place de chaque organe, repérer et nommer chaque muscle, provoque une détente, une connaissance apaisante.

L'ignorance du corps est génératrice de nombreux troubles et angoisses.

Si le patient éprouve quelque gêne à situer son cœur, il peut alors placer sa main à l'endroit de l'organe.

Évidemment, comme pour tous les exercices de relaxation, le « Sentir son cœur » s'accompagne d'une phrase augurale, inspiratrice, ici : « Mon cœur bat tout à fait calmement. »

Les techniques de relaxation concernant la chaleur provoquaient une autorégulation des vaisseaux sanguins ; à son tour l'activité cardiaque est régularisée, tempérée afin de conduire à l'épanouissement général du patient.

Ajoutons que cet exercice, ainsi que les trois suivants, touche des points et des zones corporelles largement connues par les techniques du yoga. En effet, qu'il s'agisse du cœur, de la respiration, du plexus solaire, du crâne, toutes ces parties correspondent exactement aux célèbres chakras, centres d'énergie et sources d'éveil (voir fig. 1, page 44).

Sans prétendre aux résultats du yoga ou à l'éveil de la conscience, la relaxation est incontestablement proche par bien des aspects fondamentaux de cette science corporelle ancestrale.

Pour les patients doués ou simplement séduits par la relaxation, nul doute que celle-ci constitue pour eux une première étape dans leur connaissance du corps.

4e EXERCICE
L'EXPÉRIENCE DE LA RESPIRATION

La formule inductrice est pour cet exercice :

« Ma respiration est tout à fait calme. » Sentir sa respiration n'est pas une évidence. Nous ne sommes pas attentifs, ou trop rarement, à ce phénomène pourtant on ne peut plus vital. La relaxation ne cherche pas à régulariser volontairement la respiration. Seule une écoute attentive, une passivité active pourront produire à la longue un effet apaisant.

Par contre, il est recommandé d'évoquer souvent des images fortement inspiratrices pour cet exercice comme la sensation de l'air pénétrant doucement dans les poumons, de suivre sa circulation dans la cage thoracique, de sentir celle-ci s'abaisser et se soulever.

5e EXERCICE L'EXPÉRIENCE DE LA CHALEUR ABDOMINALE

Nous touchons ici un des points corporels fondamentaux de toutes les techniques de relaxation orientales.

Le plexus solaire est en effet un centre d'énergie capital pour notre équilibre psychique et physiologique. Il peut être situé immédiatement sous la pointe de la cage thoracique.

La formule inductrice de l'exercice est : « Mon plexus solaire est tout à fait chaud. » On doit se laisser gagner par une douce chaleur irradiant du plexus et se répandant sur la totalité de l'abdomen.

Bien sûr, nous évoquons une production mentale, une imagerie psychique qui est assez éloignée de l'anatomie. Mais cette **mentalisation,** comme nous l'avons déjà souligné, possède un incontestable pouvoir thérapeutique.

6e EXERCICE L'EXPÉRIENCE DE LA TÊTE

Autant les thérapeutes souhaitent provoquer chez leurs patients la sensation d'une chaleur irradiante, se répandant par nappes successives à travers toutes les zones corporelles, autant ils insistent sur la nécessité de produire une impression de fraîcheur apaisante sur le front.

Ce n'est pas par hasard que cet exercice clôt le cycle inférieur du training autogène. En traitant directement la zone mentale, alors que les cinq exercices précédents touchaient soit des membres, soit des organes vitaux, les thérapeutes abordent une phase nouvelle de leur entreprise de déconnection.

La phrase inductrice est : « Mon front est tout à fait frais. » Rappelons que seul le front est ici concerné et non quelque autre partie de la tête. Le sommet du crâne — où se trouve un centre important en yoga — est volontairement laissé de côté : c'est toute la différence entre relaxation et yoga...

Les sujets qui auraient quelque difficulté à créer cette nappe de fraîcheur frontale peuvent faire appel à des images comme celle d'une douce brise d'été...

Le cycle inférieur du training autogène dont nous venons de passer en revue les six exercices s'acquiert selon des périodes fort variables.

Certains patients bien disposés et très attentifs

peuvent le pratiquer aisément au bout d'un mois, d'autres exigeront plus de temps (quelquefois jusqu'à six mois).

Il est impérativement demandé de faire les exercices dans l'ordre et de ne commencer à pratiquer le suivant qu'après une maîtrise complète du précédent.

Ces exercices doivent être accomplis trois fois par jour. Quand le sujet se sent capable d'effectuer aisément la totalité du cycle, ses séances de relaxation peuvent varier selon son désir : de cinq minutes à un quart d'heure.

Les sensations recherchées se produiront rapidement ; les sujets ne manqueront pas de ressentir de plus en plus fréquemment, en dehors même des séances, un état de calme intérieur, un détachement vis-à-vis des contingences extérieures — il faut préciser que ce n'est pas de l'indifférence mais une prise de conscience non impliquée des phénomènes.

Le cycle supérieur

Nous ne ferons qu'évoquer le cycle supérieur du training. En effet il ne concerne que les patients ayant déjà une connaissance approfondie du premier cycle (au moins deux années de pratique assidue), d'autre part il ne doit s'effectuer que sous la direction d'un psychiatre ou d'un thérapeute.

Il s'agit en fait d'une sorte de plongée introspective dirigée par un spécialiste.

La relaxation devient non plus le but en soi de l'expérience, mais le moyen d'accéder à un état de déconnexion susceptible d'une plus grande réceptivité des images psychiques.

On mentionne, entre autres, l'expérience de la couleur propre — le sujet recouvre sa couleur — et l'apparition d'objets, de formes et de figures dans le champ mental. C'est évidemment au thérapeute qu'il revient d'orienter plus ou moins ces expériences qui relèvent de l'analyse.

Mais la belle formule inductrice de cette fin de cycle supérieur nous semble assez révélatrice du type d'expérience souhaitée par ses instigateurs : « Je suis libre », tout un programme qui vous séduira peut-être...

La relaxation progressive d'Edmund Jacobson

Dès 1908, le professeur Jacobson étudie à l'université de Harvard les conséquences physiologiques de l'émotion et de la nervosité.

Que se passe-t-il lorsque nous sommes émus, quand nous nous trouvons soudainement saisis par une grande joie ou bien douloureusement troublés par une angoisse ?

Comment notre corps réagit-il à ces impulsions ?

Jacobson prit rapidement pour objet de ses recherches ces innombrables réactions, entre autres les frémissements faciaux, les tressaillements nerveux, les sursauts involontaires, qui touchent tant de sujets perturbés.

Jacobson comprit assez tôt que le fonctionnement des énergies nerveuses ne s'opérait pas simplement à la manière des vases communicants, que le plan psychique n'agissait pas d'une manière mécanique sur le territoire physiologique.

Cette découverte est décisive. Jacobson en tire

aussitôt une série de conclusions ou d'hypothèses qui orienteront ses travaux ultérieurs.

Sa théorie fondamentale repose sur la primauté absolue du bon état de l'appareil musculaire et nerveux, l'apaisement psychique ne peut résulter que d'une détente physiologique.

Seule cette dernière le concerne et détermine ses expériences. Il remarque en effet qu'un patient totalement détendu, ayant réussi à établir un calme à peu près parfait, ne réagit pas aux stimuli extérieurs les plus violents ou agressifs, tandis qu'un sujet déjà tendu, ramassé sur lui-même, tassé comme un paquet de nerfs, sursautera brutalement à la moindre impulsion (bruit, cris, chocs).

Jacobson va donc développer scientifiquement une méthode, instituer une série d'exercices précis permettant cette détente physiologique jugée primordiale.

Sa méthode n'est pas centrée sur l'autosuggestion, elle ne tient aucun compte des mécanismes psychiques mis en évidence par l'hypnose et les découvertes de la psychanalyse (pratiquement inconnue aux États-Unis à cette époque).

Il ne préconise aucune petite phrase inductrice, ne prône aucune image suggestive ou anticipatrice d'un état intérieur espéré. On a coutume de distinguer trois phases dans le déroulement « normal » de cette technique.

— La relaxation locale concerne un groupe musculaire précis.

— La relaxation générale envisage l'ensemble du corps, alors complètement détendu, en position couchée par exemple.

— La relaxation différentielle est certainement

plus originale, elle marque l'aboutissement, concluant, des travaux de Jacobson : il s'agit d'apprendre à utiliser le minimum d'énergie (et par conséquent de tension) dans le groupe musculaire concerné, tandis que le reste des muscles demeure au repos complet.

On voit que cette méthode est bien une éducation, un apprentissage patient. Le facteur temps est effectivement mis largement à contribution, on ne fait pas de promesses excessives, on exige au moins une heure de travail par jour durant une année avant que des résultats concrets puissent être enregistrés.

Cette éducation est une maîtrise patiente des différents muscles du corps, seule susceptible d'apporter la paix et la relaxation.

Ajoutons que la présence effective d'un thérapeute est requise. Outre les exercices accomplis à la maison et sur lesquels nous allons revenir en détail, le sujet doit se soumettre à intervalles réguliers aux conseils et aux observations d'un spécialiste.

Ce thérapeute doit évidemment connaître la physiologie des zones musculaires mais être également familier de leurs inévitables implications psychosomatiques. Cette présence joue un rôle didactique indéniable en même temps qu'elle assure un réconfort souvent nécessaire. Jacobson est libre de se démarquer des techniques qui prennent le territoire psychique comme point de départ mais il ne peut, à terme, que retrouver les mêmes vérités originelles : toute détente, toute relaxation provoquera une série d'événements psychiques de première importance pour le traitement thérapeutique.

Au travail musculaire du commencement une investigation d'ordre psychologique fera écho peu à peu...

Mais nous nous garderons cependant de vouloir réduire la recherche de Jacobson aux autres découvertes comme celle de Schultz. Le savant américain conserve malgré tout une spécificité et son mode d'approche possède une singularité inaliénable à aucun dogme.

C'est à chacun de saisir, en partie intuitivement, en partie par une ébauche pratique, la méthode et les techniques qui lui conviennent le mieux.

La relaxation progressive se partage en trois étapes successives.

La première est uniquement musculaire. Il s'agit d'affiner notre sens des tensions et de la détente qui l'accompagne nécessairement.

Toute une série d'exercices simples et efficaces permet non seulement de comprendre mais de vivre enfin consciemment nos mécanismes de contraction, de résistance, puis de relâchement.

Jacobson insiste particulièrement sur les éléments propres à l'élocution et au sens tactile.

Au terme de cette étape, le sujet doit être capable de se relaxer sans effectuer les contractions indispensables au début de la pratique.

Idéalement les sujets connaîtront grâce à ces exercices la pratique intérieure du non-agir, la compréhension ultime que toute espèce d'effort, de tension vers un but quelconque, est inutile et bien souvent néfaste à l'équilibre...

La seconde étape de cette éducation va conduire le sujet à examiner chacun de ses actes journaliers, à comprendre ce qui relève de la tension musculaire, comment celle-ci peut être évacuée. Par conséquent, il faut introduire au cœur de nos activités les plus tendues les éléments de la relaxation musculaire accomplie « à la maison ».

La troisième prolonge la précédente en cherchant encore plus profondément les zones de tension activées constamment par les occupations quotidiennes.

Désormais le patient sait exactement quels points du corps, quels groupes musculaires précis sont concernés lors d'une angoisse, d'une appréhension professionnelle, sentimentale... C'est une sorte de travail de repérage corporel : les nœuds de tension sont localisés afin de permettre un travail d'éducation particulier à plus ou moins longue échéance.

Une des originalités du travail de Jacobson reste l'attention qu'il a portée aux mécanismes musculaires accompagnant l'expression de la pensée et des sentiments.

En contrôlant les mouvements involontaires de nos yeux, en détendant notre appareil de phonation, le langage intérieur s'apaise et les angoisses disparaissent peu à peu.

Cette découverte est fort importante. En effet, nous sommes souvent soumis à notre propre discours intérieur, submergés par un flot de paroles et d'images qui tiennent du bavardage ou de la jacasserie. Ce débit est quasiment pathologique.

On sait que certains malades mentaux parlent

quelquefois d'une manière ininterrompue et incohérente.

Une tension nerveuse conséquente peut produire chez certains patients une logorrhée verbale similaire — toute proportion gardée bien entendu ! Il ne s'agit pas ici d'assimiler les gens qui ont l'habitude de parler seuls avec des malades mentaux ! Mais il résulterait certainement un grand apaisement pour ces individus s'ils se montraient capables de réduire un peu cette expansion langagière... Or les exercices de Jacobson concernant la phonation peuvent peut-être les y aider plus efficacement que d'autres.

Les six étapes de la relaxation progressive

Rappelons qu'une des bases de la méthode est de pouvoir faire la différence entre la tension musculaire (liée à un geste ou une action) et la détente (liée à une sensation d'étirement).

Toute la théorie et par conséquent l'apprentissage progressif dépendent de cette capacité de différencier la tension de la détente. Le sujet devra apprendre à conscientiser constamment cette différence, cette dualité musculaire fondamentale.

Cette conscience va s'affiner et libérera le patient d'un surcroît de tensions inutiles.

Première étape :
la décontraction des bras : environ 50 mn

PREMIER EXERCICE

La position recommandée est habituelle : vous êtes allongé dans une pièce silencieuse, la lumière est tamisée. Vos yeux sont clos, les jambes sont écartées, les pieds et les mains abandonnés dans la position qui vous convient le mieux. Vous demeurez allongé tranquillement durant trente minutes, sans vous efforcer au calme.

DEUXIÈME EXERCICE

Vous conservez la même position.

Vous élevez lentement le bras gauche, votre poing se ferme sans brutalité — soyez très attentif à cette tension qui jaillit et crispe chaque muscle.

Vous inclinez doucement la main fermée en arrière, vers le poignet.

Laissez tomber le bras le long du corps : le poing s'ouvre et les doigts se détendent un à un comme les pétales d'une fleur qui s'épanouit.

Après un temps de repos, recommencez une nouvelle fois cet exercice.

Une détente de vingt à quarante minutes achève ce mouvement.

TROISIÈME EXERCICE

Vous allez accomplir le même exercice que précédemment mais en mobilisant vos deux bras, en fermant vos deux poings, etc.

Deuxième étape : la décontraction des jambes

PREMIER EXERCICE

Vous êtes allongé. Après un temps de détente vous vous efforcez d'étirer vos pieds démesurément un peu comme si vous étiez Alice au pays des Merveilles. Vous devez absolument toucher du bout des pieds le mur en face de vous.

Quand vous sentez que vous avez atteint le point de tension maximale, vous allez essayer de remuer les orteils. Ceux-ci doivent jouer librement, sans contrainte. Attention : les genoux restent immobiles et ne sont pas mis à contribution. Vous cessez brusquement la tension et revenez à une position de détente. Recommencez une fois après un repos de quelques minutes.

DEUXIÈME EXERCICE

Pieds et orteils détendus puis contractés (vous gardez toujours la même position).

TROISIÈME EXERCICE

Vous accomplissez de nouveau les exercices précédents mais vous devez prendre conscience que la détente des jambes agit également sur les bras qui connaissent aussi un relâchement certain.

Cette prise de conscience de l'interaction est fort importante. Progressivement elle nous permettra de mieux contrôler nos dispositifs musculaires.

Non seulement nous apprendrons à mobiliser un minimum de tension dans un groupe musculaire mais le reste du corps conservera un repos à peu près complet.

Troisième étape : la respiration

Elle dure environ dix minutes.

Les deux étapes précédentes concernaient les membres supérieurs puis inférieurs avant de se conclure par un examen de leur détente commune.

Jacobson, en s'inspirant peu ou prou des techniques classiques, inclut logiquement dans son programme de relaxation un exercice sur la respiration.

Vous êtes allongé et vous respirez le plus profondément possible. En poussant à fond les expirations puis en vous laissant largement envahir par l'air lors des inspirations, sans toutefois jamais brusquer ou exagérer le rythme en l'accélérant ou en le ralentissant.

Vous demeurez attentif aux mouvements de la cage thoracique. Remarquez sa tension lors de l'inspiration et sa détente durant l'expiration.

En vérité, cette respiration et l'attention qu'elle requiert du patient est semblable à celle du yoga et des méthodes traditionnelles.

(Voir pages 44, 139.)

Quatrième étape : la détente du front

PREMIER EXERCICE

a. Vous vous asseyez devant un miroir.

Vous froncez progressivement les muscles du

front, puis les lèvres ainsi que les paupières. Laissez ensuite votre faciès se décrisper lentement.

Vous êtes très attentif durant cet exercice à la formation des rides qui sillonnent peu à peu la surface frontale, aux plis innombrables qui se forment autour des lèvres, du menton, des joues...

Vous apprendrez à lire ces rides qui accentuent les expressions, révèlent des sentiments ou des émotions quelquefois bien cachés.

Cet exercice a l'avantage de procurer une familiarité nouvelle avec soi-même, c'est un autre moi que l'on découvre sans narcissisme ou faux apitoiement.

b. Après cette tension qui saisit l'ensemble du visage jusqu'à produire l'effet d'une crispation pénible, il convient de se détendre entièrement après avoir fermé les yeux et s'être allongé.

Des ondes chaudes surgissent alors et nettoient le visage, un peu comme lorsqu'on lave à l'eau un masque d'argile. Car c'est bien d'un masque qu'il s'agit ! Le masque de vos angoisses quotidiennes, le masque de vos tensions inscrites tel un réseau ténu de rides et de plis dans chaque recoin.

Le masque est tombé, vous changez de peau : la vérité comme chacun sait est sans visage...

DEUXIÈME EXERCICE

Vous êtes maintenant allongé, les yeux fermés.

a. Contractez les muscles frontaux, laissez-les se détendre.

b. Fermez les paupières, laissez-les se rouvrir sans brusquerie.

TROISIÈME EXERCICE

Vous devez maintenant prendre conscience des implications bénéfiques des précédents exercices. La détente des muscles faciaux provoque une détente similaire des membres supérieurs et inférieurs ainsi que de la cage thoracique.

Cinquième étape : la détente des yeux

PREMIER EXERCICE

Il est important maintenant de réaliser à quelle tension nos yeux sont soumis à chaque instant de la journée. Assis sur une chaise, vous tournez lentement le regard vers la droite pendant une demiminute, sans bouger la tête. Revenez à la position initiale sans fixer votre regard sur un objet précis.

Accomplissez le même mouvement sur votre gauche.

Ensuite de haut en bas, puis de bas en haut.

Vous devez sentir les nerfs se tendre puis se relâcher à l'intérieur de l'œil.

DEUXIÈME EXERCICE

Vous allez saisir les conséquences physiologiques du travail antérieur. Vous sentez les globes oculaires se mouvoir à l'intérieur de la cavité orbitale. Notez que cette sensation est plaisante et procure une détente inattendue. Par la suite vous réaliserez que cet exercice à l'instar des précédents amène une détente progressive des autres groupes musculaires non concernés par le travail de relaxation.

Sixième étape :
la détente des muscles de la sphère vocale

Vous pouvez choisir votre position de détente favorite, la seule condition est de fermer les yeux.

PREMIER EXERCICE

Comptez lentement jusqu'à dix.

Observez la langue se mouvoir dans la cavité buccale. Observez les mouvements des lèvres, les tensions de la mâchoire inférieure, la crispation des muscles du cou, les réactions de la cage thoracique.

Refaites cet exercice deux autres fois.

Vous serez amené à constater l'impressionnant dispositif musculaire mobilisé par la parole. Des zones inconnues sont mises à contribution, des tensions insoupçonnées se révèlent dans cet acte inconnu : parler...

DEUXIÈME EXERCICE

Comptez à nouveau jusqu'à dix, mais à mi-voix.

Encore une fois en murmurant.

Achevez l'exercice par un moment de relaxation générale.

TROISIÈME EXERCICE.

Comptez intérieurement jusqu'à dix en essayant de vous représenter les chiffres sur une sorte d'écran mental. Si vous avez correctement effectué les exercices précédents, efficacement mobilisé les muscles nécessaires à l'élocution, vous constatez alors que ceux-ci connaissent une détente complète, bien que vous n'ayez absolument pas prononcé une seule syllabe...

Par cet exercice vous allez apprendre à vous détendre sans accomplir un geste visible, n'importe où et dans toute circonstance rien ne vous empêchera de compter jusqu'à dix... L'apaisement de l'appareil vocal calme l'ensemble des facultés musculaires.

Nous nous sommes livrés ici à un survol aussi précis que possible, dans la mesure de la place requise, mais il est bon de rappeler que la méthode de Jacobson doit théoriquement s'effectuer sous surveillance.

Nous pensons toutefois que les exercices indiqués ci-dessus peuvent être pratiqués sans danger dans un commencement, à condition de ne pas les brusquer et de ne pas exiger des résultats immédiats et spectaculaires.

Mais cette dualité complémentaire tension/détente sur laquelle Jacobson a fondé sa pratique, une fois que le sujet l'aura parfaitement comprise lors de l'accomplissement des exercices, portera des fruits évidents...

A notre avis, ces exercices ne sont pas antagonistes des autres méthodes et le lecteur néophyte qui cherche encore sa voie peut les tenter sans risque.

3

Pour une pratique de la relaxation globale

Cette partie d'ordre exclusivement pratique ne doit pas être prise à la légère, appliquée inconsidérément.

La plupart d'entre vous seront capables, dans un temps assez bref, de pratiquer ces mouvements. Mais vous devez les aborder dans un esprit de discernement et de circonspection. Ce ne sont pas des épreuves de gymnastique où il faut montrer sa force, ses capacités physiques, sa souplesse et son adresse corporelle.

C'est pourquoi vous les exécuterez sans témoin. C'est une règle impérative. L'assistance nuit toujours à la relaxation : vous ne pouvez pas ne pas penser à ceux qui vous regardent.

Vous devez débuter vos exercices une fois que vous vous sentez calme, en paix avec vous-même, sinon il est inutile de commencer un mouvement pour vous décrisper. Vous ne serez pas attentif et le bénéfice de l'opération sera négligeable.

N'interrompez jamais un exercice, soyez méthodique et précis. Progressez lentement, décomposez vos gestes, muscle par muscle.

Pour bien saisir la valeur d'un exercice, il est quelquefois profitable de le décrire à voix basse, de s'adresser directement aux parties du corps qui résistent.

Lorsque vous rencontrez un point difficile à résoudre, ne forcez pas outre mesure, insistez modérément.

N'oubliez pas que la globalité corporelle est en jeu ; chaque travail, quoique partiel, l'envisage en profondeur.

Ne faites pas trop d'exercices. Pas plus de trois ou quatre au commencement.

Seulement faites-les régulièrement, sans jamais déroger à la règle que vous vous êtes fixée. Il est préférable de pratiquer brièvement mais sans discontinuer, plutôt que d'allonger inconsidérément votre horaire pour rattraper le temps perdu. Les exercices doivent être brefs.

Accomplis sans précipitation mais sans nonchalance. Ne recommencez pas plus de deux fois le même travail. Impliquez-vous complètement dans ces mouvements.

La relaxation vous donnera plus de confiance en vous-même. En fortifiant votre musculature, en acquérant un bon tonus, vous serez plus responsable, plus attentif aux contingences de la vie. Seulement cette confiance en soi ne s'obtient qu'au prix d'une certaine discipline qui n'a heureusement rien de coercitif.

Le travail corporel ne vient pas se surajouter à votre personnalité pour la brimer ou la juguler ; il est au contraire chargé de l'exprimer directement, de la faire s'épanouir une fois pour toutes.

Se relaxer, c'est un cadeau que l'on se fait. Ce

n'est ni un pensum, ni une punition. La relaxation ne concerne pas les masochistes des salles omnisports...

Le seul objectif de la relaxation c'est d'être, en quelque sorte, à la hauteur du corps. Un corps que vous apprendrez à aimer quand vous découvrirez sa vigueur, son tonus, sa vivacité.

Très vite vous gagnerez en intuition, en inspiration. Vos sens et vos perceptions s'affineront.

Avant et après une séance de mouvements, il est bon de saluer à l'indienne : vous vous inclinez lentement les mains jointes et vous remerciez simplement, sans forfanterie lyrique, la grâce d'être là, présent, en train de pratiquer votre relaxation.

Certains prendront à la légère ces recommandations mais elles participent pourtant directement de l'esprit de la relaxation. Ce ne sont pas des lubies, des simagrées qui relèveraient de je ne sais quelle religiosité mal dirigée.

Non, saluer traduit corporellement votre confiance intérieure, c'est un témoignage. Il ne peut manquer de se répercuter sur votre état mental, vous y gagnerez une liberté et une attitude joyeuse que vous ne soupçonnez même pas.

Ces exercices doivent être accomplis sans arrière-pensée égoïste.

Votre corps en mouvement exprime l'être.

Il manifeste une grandeur qui dépasse toute réaction égoïste ou accapareuse. Si vous sentez poindre en vous une volonté trop personnelle, ne l'écartez pas mais ne la prolongez pas non plus. La relaxation ne doit pas développer en vous le sentiment vain et ridicule d'être un « moi » distinct de l'univers, au contraire elle a pour objet de vous aider à retrouver votre vraie nature, votre vérité originelle.

Aussi, vous vous attacherez à gommer sans violence mais aussi sans faiblesse tout ce qui ressortirait à une quelconque autosatisfaction replète.

Désirez la pratique mais apprenez à pratiquer sans désir.

En réalité, vous n'êtes ni distinct de l'univers, ni le vrai bénéficiaire de ces exercices. Il est donc juste que vous les offriez au soleil, aux étoiles, au vent, à la pluie. On peut moquer ces recommandations, et les esprits forts n'y manqueront pas, mais la relaxation globale n'est pas une autre gymnastique.

Relaxation ou yoga ?

Certains se poseront certainement la question. En effet, comme tous les ouvrages de relaxation qui ne se rattachent pas aux méthodes spécifiques décrites dans la seconde partie, nous faisons largement référence aux postures enseignées depuis des millénaires par les maîtres indiens du yoga.

Pourquoi le yoga ? Tout simplement parce qu'il demeure la seule pratique corporelle élaborée et sûre qui puisse être utilisée à bon escient et sans risque, pour les mouvements élémentaires, par les néophytes.

Il reste que malgré ces emprunts au yoga nous ne quittons pas le domaine de la relaxation.

Le yoga s'accomplit sous la direction d'un maître qui se charge de vérifier les postures, au besoin les corriger, et conduit ses élèves dans une perspective spirituelle stricte qui ne nous concerne pas ici.

Pourtant la relaxation, largement inspirée du yoga (on sait que Schultz l'étudia et sans doute le pratiqua), loin de s'en éloigner, s'en rapproche inéluctablement au fur et à mesure que nous approfondissons ses conséquences tant physiologiques que psychiques.

Pourquoi l'ignorer : il n'est pas un exercice indiqué par les manuels de relaxation qui n'ait déjà été classifié, codé par les Indiens — on sait le génie oriental à répertorier ses trouvailles.

C'est pourquoi nous ne pouvons que vous conseiller de suivre un cours de yoga si vous jugez vos résultats satisfaisants après plusieurs mois de pratique.

Donc : relaxation ou yoga ? L'essentiel est votre santé retrouvée grâce à une pratique corporelle efficace et simple.

Le rappel à soi-même et les mouvements corporels vous enseigneront la paix et la joie de l'être.

Ayez confiance dans votre corps, il vous le rendra au centuple.

Bonne chance !

La tête

Nous sommes d'abord une tête. Pour les autres mais également pour nous-même. Nous nous distinguons les uns des autres grâce à notre tête. C'est du moins ce qu'il paraît superficiellement tant le reste du corps semble se diluer dans une brume indifférenciée de formes plus ou moins belles et harmonieuses, mais apparemment toutes fondues dans un modèle unique. Il en va bien sûr tout autrement et la tête trop visible demeure l'expression de « l'invisible » : les bras, les jambes, le tronc, la poitrine, le sexe.

Il n'est pas rare de constater chez les personnes se livrant avec assiduité à la relaxation que leur tête « change », que les traits de leur visage se modifient, expriment de nouvelles réalités, qu'une vérité enfin montre le bout de son nez...

Vérifiez votre port de tête ? Comment la tenez-vous ? Est-elle droite, penchée, à demi penchée, de quel côté ?

Ces positions qui varient d'ailleurs selon que nous nous livrons à des occupations différentes ne sont pas négligeables. Non seulement elles exigent quelquefois d'être aussitôt corrigées tant le poids de la tête pèse sur les muscles de la nuque, et partant, risque à la longue de déséquilibrer le tronc, le bassin, mais ces façons de porter la tête traduisent notre tempérament, notre personnalité.

Apprenez à distinguer selon leur port de tête les optimistes, les grincheux, les rêveurs, les contemplatifs et les hyperactifs.

La tête doit être bien droite sur les épaules, le menton est légèrement rentré.

Au cours d'un exercice corporel vous devez vérifier votre port de tête, il est possible que vous achoppiez sur certains mouvements qu'un simple déplacement de la tête faciliterait immédiatement.

Le visage

Si la tête nous précède dans l'image que les autres se font de nous, on peut dire que le visage nous révèle.

Nous ne vous demandons évidemment pas de changer de visage mais au contraire de réussir à exprimer sur votre face, avec vos yeux, votre sourire, vos rides, vos innombrables petits « défauts », ce que vous êtes vraiment.

Il s'agit d'apprendre à tomber le masque.

Car vous portez un masque.

Asseyez-vous devant un miroir.

Froncez les sourcils et laissez les rides se détendre.

Essayez de remuer les oreilles ; si vous n'y arrivez pas, faites bouger d'avant en arrière la peau du crâne.

Tirez vos cheveux vers le haut.

Froncez le nez.

Plissez le front.

Fermez les paupières.

Exprimez des sentiments variés par des mimiques expressives : la joie de retrouver un ami, la surprise et l'étonnement, le doute, la colère, la peur.

Vous le constatez : la diversité d'expressions, la gamme des mimiques est étonnante. Celle-ci ne serait pas possible sans un réseau musculaire d'une extraordinaire densité et complexité qui recouvre toute la surface du visage.

Vos émotions, vos sentiments les plus intimes s'impriment sur ce subtil réseau musculaire mais l'habitude, les blocages, les routines se marquent souvent sur les traits. Ne dit-on pas des « traits marqués »...

Vous devez apprendre à relaxer ces groupes de muscles faciaux, à les détendre puis à les étirer comme ceux des cuisses ou de l'abdomen.

Après une journée de fatigue, massez-vous doucement le visage avec le bout des doigts. Spontanément vos mains se partageront le travail en effectuant un massage rigoureusement symétrique. Pétrissez avec fermeté le front, les pommettes, les ailes du nez, tirez le menton, puis pincez fortement les lobes des oreilles. Fermez les yeux et massez les lobes oculaires.

Une sensation de bien-être vous envahit bientôt. Votre visage relâche les tensions enregistrées durant la journée et le psychisme en porte témoignage.

Peu à peu vous perfectionnerez ces massages faciaux qui vous relaxeront : la détente faciale constitue une bonne introduction aux mouvements indiqués dans cette partie.

Souvent ces massages vous feront soupirer ou bâiller. Allez jusqu'au fond de ces phénomènes de décontraction : ils libèrent la cage thoracique et augmentent sa capacité pulmonaire. Ainsi les soupirs soulagent d'une oppression psychologique — douleur ou angoisse — et les bâillements s'inscrivent naturellement dans un processus de détente corporelle. Les personnes trop tendues, figées dans un blocage musculaire grave, sont presque toujours incapables de bâiller...

La mâchoire inférieure qui est un des seuls éléments de la tête à posséder des articulations est un facteur important de la relaxation faciale. Dès que nous nous posons un problème, qu'une tension un peu trop vive se manifeste, nous serrons les dents, la mâchoire se bloque. Souvent on dit d'un homme incapable de surmonter une colère ou une rancune qu'il ne peut pas desserrer les dents. Or, la mâchoire n'est évidemment pas faite pour se souder : elle doit donc se mouvoir librement, sans entraves. Apprenez à la faire aller et venir de droite à gauche et de haut en bas. Demeurez attentif à sa position. Dès que vous vous rendez compte qu'elle est trop serrée, écartez les lèvres et expirez doucement par la bouche légèrement entrouverte.

La langue requiert une attention analogue. Dès que nous sommes tracassés, soumis à quelque problème, la langue se colle littéralement sous le palais. Accentuez cette pression en la poussant vers les incisives, puis laissez-la revenir se poser au fond de la paroi inférieure.

Prenez la bonne habitude de surveiller simultanément la mâchoire et la langue. Remuez celle-ci comme un poisson dans un bocal et vous verrez que vous serez moins importuné par des bavardages intérieurs incessants, des discours sans queue ni tête... C'est sans doute le sens du dicton : « Tourner sept fois sa langue dans sa bouche, avant de parler... »

La voix exprime également nos tensions. Écoutez le son de votre propre voix. Ne parlez pas à tort et à travers. Mesurez votre débit si vous vous estimez trop volubile.

Articulez convenablement même au risque de parler lentement. Les mots qui se chevauchent, le bégaiement, le balbutiement, révèlent bien souvent un état de tension. La difficulté d'élocution laisse déceler un empêchement musculaire quelconque. Sentez les énergies de la parole surgir en vous.

Nous parlons souvent sans même nous en apercevoir. Cette impuissance à contrôler la pensée qui déborde le langage doit être dépassée (la relaxation des pensées vous y aidera).

Nous parlons souvent pour oublier notre corps. Il s'agit donc de remonter le filet d'eau de la voix à sa source qui est le mental.

Et pour ce faire vous explorerez les organes vocaux et les muscles qui les meuvent. Quels muscles remuent quand vous parlez ?

Un état de paix intérieure se traduit toujours par une voix bien posée qui ne dérape pas dans les aigus.

Les yeux sont également des facteurs puissants grâce auxquels notre personnalité profonde s'exprime. Lors du massage facial vous sentez bouger vos globes oculaires à l'intérieur de leurs orbites. Il est important de prolonger cette sensation sans l'aide des mains.

Les yeux ouverts, essayez de regarder un objet situé à votre gauche latérale, sans bouger la tête.

Effectuez l'opération identique sur votre droite.

Recommencez les yeux fermés.

Essayez maintenant de fixer mentalement un point situé exactement entre vos deux yeux.

Maintenez cette tension des nerfs optiques. Détendez-les, puis recommencez.

Essayez de regarder derrière vous mentalement avec vos yeux. Sentez et parcourez longuement cette tension qui prolonge en quelque sorte l'œil, grâce au nerf optique, au-dedans de la tête. Apprenez à regarder aussi loin que possible puis revenez instantanément à un objet infiniment petit.

Par exemple, au bord de la mer vous fixez la ligne de l'horizon puis vous vous plongez dans les pores minuscules d'un bout de bois laissé par les flots.

Ces exercices fortifient l'œil et vous familiarisent avec ses tensions internes (indispensables à l'exercice suivant). Comme les autres parties du corps, les yeux doivent être relâchés, abandonnés à eux-mêmes. C'est pourquoi de nombreux mouvements doivent s'accomplir les yeux clos.

Massage du cerveau

Progressez lentement dans cet exercice. Il n'est pas dangereux mais il peut se révéler trop efficace pour des personnes sensibles, particulièrement réceptives.

Il serait profitable de le prolonger par le mouvement de la page 145 qui nettoiera le cerveau des scories accumulées en apportant un sang frais aux neurones.

Assis tranquillement les yeux clos, vous tendez les nerfs optiques comme vous avez appris à le faire lors des exercices précédents. Cette sorte de traction interne du nerf optique vous conduit automatiquement à une perception du cerveau.

Quand vous jugez que cette tension est suffisamment bonne et que votre perception cervicale se stabilise, vous allez essayer de remonter les canaux auditifs.

Il s'agit moins d'imagination que d'un travail

d'entraînement rigoureux comme pourraient se l'imaginer les incrédules.

Vous commencez à sentir comme un saisissement agréable dans la partie occipitale du cerveau. Votre respiration est très lente. Remontez les conduits olfactifs jusqu'à la voûte crânienne.

Toute votre partie cervicale antérieure est mobilisée, activée, c'est une sensation rare puisque nous sommes d'ordinaire presque uniquement motivés par la partie frontale du cerveau.

Ce massage apporte une sensation de fraîcheur et de paix indéniables. Seulement ne vous complaisez pas dans sa pratique.

Ne le faites qu'une fois par jour, chez vous, dans une tranquillité complète.

Les postures de méditation (voir pages 75, 148 et 174) sont évidemment recommandées.

Cette prise de conscience du cerveau accélère la détente des organes sensoriels — œil, oreille, tact, langue, nez — qui y trouvent leurs « racines » en même temps qu'elle affine notre perception intérieure.

Grâce à ce message nous deviendrons beaucoup plus vifs, ouverts et intuitifs. Le monde nous apparaîtra dans une clarté et une richesse sensuelles insoupçonnées.

Trouvez votre centre de gravité

Cette posture est communément désignée sous le nom de l'arbre. Elle offre un excellent moyen de vérifier et d'approfondir votre sens de l'équilibre.

Accoutumés à marcher sur nos deux jambes ou à nous asseoir dès que nous sommes fatigués, nous situons spontanément le siège de notre équilibre dans les jambes.

Cet exercice vous prouvera le contraire.

Debout, les deux jambes écartées l'une de l'autre.

Sans forcer, vous prenez votre pied gauche avec votre main gauche et vous amenez la plante de ce pied à l'intérieur de la cuisse droite.

Si vous réussissez ce mouvement initial sans trébucher, déployez largement les bras, à l'horizontale, à la verticale, puis croisez les mains sur la poitrine (fig. 12).

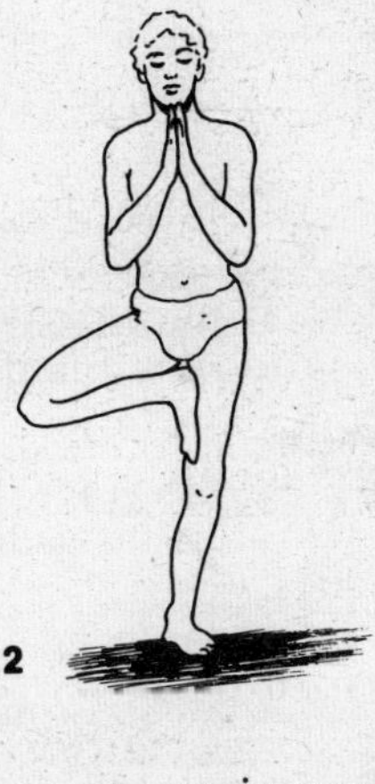

12

Faites le même geste mais au-dessus de la tête.

Votre regard est droit, la respiration normale. Vous ne devez pas trembler sur votre jambe d'appui.

Une posture correcte révèle immédiatement votre centre de gravité environ deux doigts en dessous du nombril, c'est le fameux *hara*, siège de la force vitale selon les maîtres japonais du zen.

Au fur et à mesure que vous perfectionnerez cette posture, vous gagnerez en confiance et en certitude intérieure.

Évidemment vous devez être capable de l'exécuter indifféremment sur les deux jambes.

Vérifiez votre port de tête. Votre colonne vertébrale est-elle suffisamment droite et cambrée ? Votre ventre n'est-il pas trop proéminent ? Où posez-vous votre regard ? Votre respiration est-elle haletante, saccadée ? Autant de petits indices à corriger et qui faciliteront votre posture sans brusquerie.

En ne vous appuyant que sur une jambe vous vous libérez d'une partie des contraintes de la pesanteur. Les masses sont réparties différemment et soulagent votre rythme cardiaque. C'est donc un excellent exercice pour le cœur.

Avec un peu de travail vous pourrez tenir cette position sans difficulté. Les bienfaits de cette posture se prolongeront dans la journée, et le sens de ce nouvel équilibre acquis consciemment se répercutera dans votre travail professionnel, dans la relation avec les proches.

L'arbre enseigne l'équanimité.

Traction musculaire dorsale et déblocage du bassin

Cet exercice réveille les endormis et fortifie de nombreux groupes musculaires !

Il active également les vertèbres lombaires qui seront mises à contribution au cours de la journée.

Allongez-vous et détendez-vous complètement.

Placez vos bras tendus aussi loin que possible derrière la tête en inspirant fortement (fig. 13).

Puis en expirant à fond essayez de toucher et si possible de tirer en arrière avec vos mains vos orteils, sans toutefois plier les jambes qui doivent rester tendues (fig. 14).

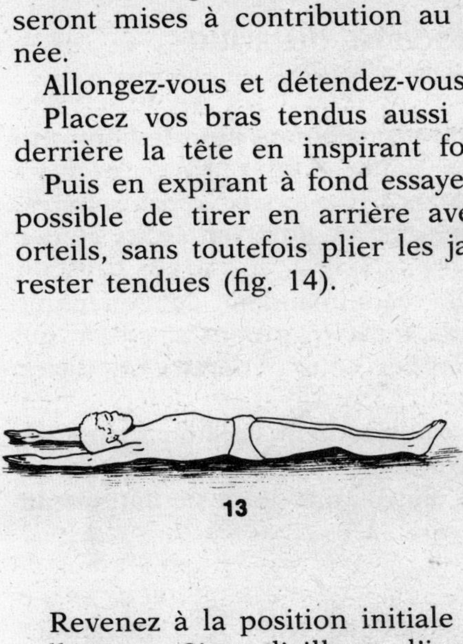

13

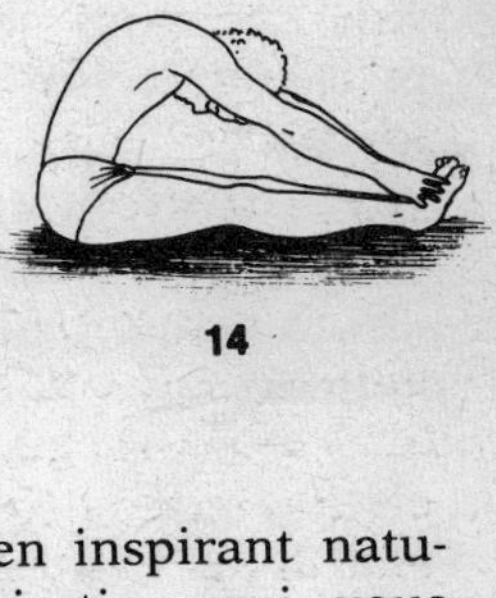

14

Revenez à la position initiale en inspirant naturellement. C'est d'ailleurs l'inspiration qui vous porte à ce moment.

Faites ce mouvement plusieurs fois sans exagérer.

Ne forcez pas si vous ne pouvez pas toucher les pieds mais surtout ne pliez pas les jambes !

Cet exercice décrispe les articulations du bassin et dénoue les abdominaux. Notez vos sensations corporelles. Comme de nombreux exercices fondés sur la tension et la détente, cette traction vers l'avant vous révèle vos défenses, déjoue les réflexes qui constituent votre cuirasse en assouplissant vos résistances.

Déblocage du joug

Épaules, coudes et muscles du trapèze

Voici un travail un peu rebutant pour le néophyte qui, sans même le tenter, craint de ne pouvoir jamais le réussir ! Mais ne vous laissez pas rebuter, la patience et la persévérance doivent vous guider et vous inspirer.

Certains manuels recommandent de l'effectuer assis entre ses genoux mais on peut s'asseoir sur un tabouret (un dossier vous gênerait) ou rester debout.

Veillez à porter un vêtement collant, évitez les pull-overs. Levez votre bras droit très haut en lui laissant sa mobilité, faites jouer les articulations du poignet.

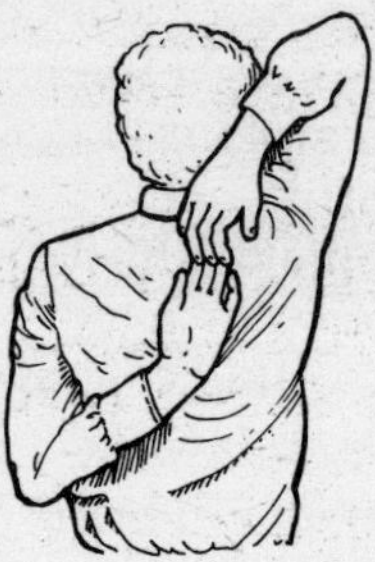

15

Votre main gauche, coude cassé, vient se placer derrière le dos, le long de la colonne, le plus près possible de la nuque, la paume dirigée vers l'extérieur.

La main droite, coude également cassé, passe par-dessus l'épaule droite et essaie de toucher la main gauche (fig. 15).

Si vous réussissez ce mouvement, serrez les deux mains avec les doigts, comme une pince.

Gardez cette position jusqu'à l'inconfort ou la douleur.

Concentrez-vous sur l'épaule droite et respirez lentement.

Faites le même mouvement de l'autre côté : bras gauche par-dessus l'épaule gauche.

Ce travail dépend d'une grande lenteur dans l'exécution.

Conservez le dos bien droit et cassez bien les coudes. Vous pouvez vous entraîner en cherchant la bonne position pour chaque main séparément. Évitez les tensions excessives, cherchez la mobilité sans contrainte. Persévérez, c'est à votre portée ! Ce travail possède de grandes vertus corporelles. Quand vous le pratiquerez aisément, vous pourrez y recourir en cours de journée. Il est recommandé aux personnes tenues de rester assises, au bureau par exemple.

Non seulement cette posture débloque les articulations des épaules et des coudes, plus fragiles qu'on ne se le figure d'ordinaire, mais elle fait travailler les muscles dorsaux (trapèze) et fortifie les omoplates.

Le dos est automatiquement redressé par une pratique correcte. La colonne vertébrale sera indirectement soulagée grâce à l'élasticité du joug qui assumera mieux sa tâche dans la répartition des masses.

Enfin cet exercice contribue à votre tonus intérieur par sa vigueur.

Assouplissement des hanches

Allongement des muscles dorsaux et des membres supérieurs et inférieurs

C'est un mouvement d'assouplissement que vous connaissez peut-être déjà si vous avez fait un peu de gymnastique. Debout sur vos jambes bien écartées.

Les mains reposent sur les hanches. Vous effectuez une rotation de plus en plus large en avant et en arrière (fig. 16).

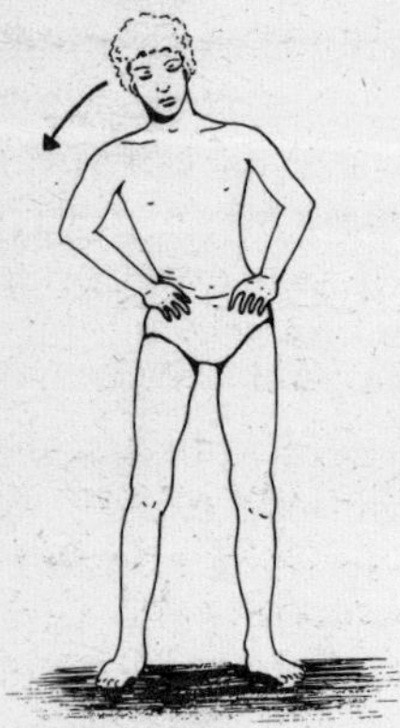

16

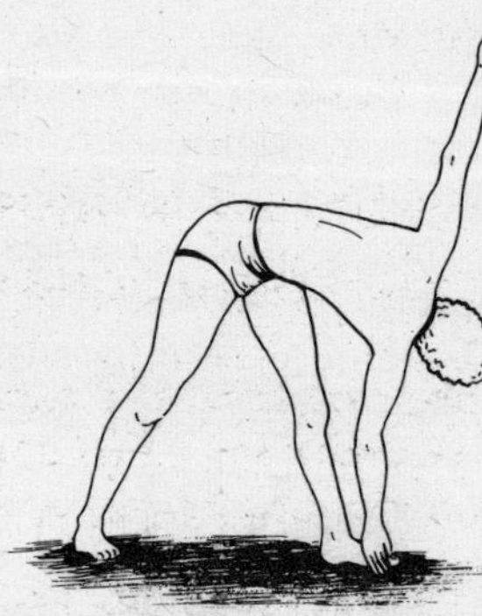

17

Puis écartez les bras en arrière à l'horizontale en tirant au maximum, même mouvement vers le haut.

Faites jouer les articulations des épaules en dessinant avec les bras toujours tendus de grands arcs de cercle.

Puis, sans fléchir les jambes qui restent tendues, essayez de toucher votre pied gauche avec les doigts de la main droite. Tandis que votre bras gauche, également tendu, part loin en arrière. Ce mouvement oblige votre tronc à effectuer une rotation que suit la tête : essayez de fixer du regard les doigts de la main gauche (fig. 17).

Après un temps d'arrêt, vous faites le même mouvement avec les positions inverses : les doigts de la main gauche viennent toucher le pied droit tandis que la main droite part en arrière, la rotation du tronc s'accomplissant cette fois sur la droite. C'est un mouvement aisé à faire après un bon assouplissement. Il tonifie de nombreux muscles. Une sensation de chaleur se répand sur le dos qui retrouve son élasticité.

Fortifiez les muscles de la cage thoracique et du dos

Vous pourrez faire cet exercice chez vous mais aussi au bureau. Ses effets sont puissants et bénéfiques si vous le pratiquez régulièrement. Destiné en principe aux muscles du thorax, il touche aussi le trapèze, les bras et avant-bras, ainsi que les épaules.

Debout, jambes un peu écartées (fig. 18).

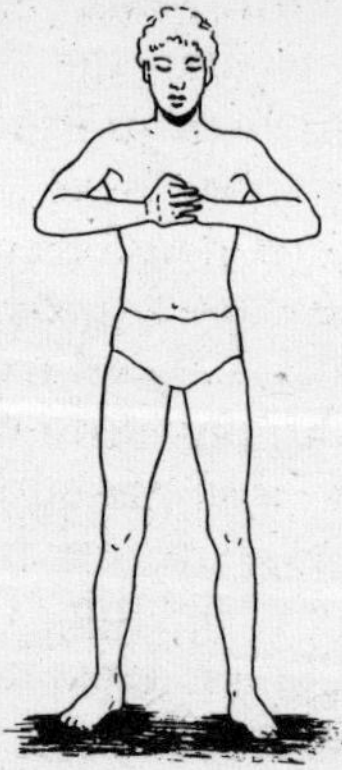

18

Placez votre poing droit au creux de la paume gauche, les bras sont droits de manière à former un triangle dont la tête serait le sommet.

Poussez le poing de toutes vos forces comme un bélier, le bras gauche résiste.

Changez de main et placez votre poing gauche dans la main droite. Au cours de l'exercice vous élevez peu à peu vos bras à la hauteur des épaules, ayant commencé au niveau du plexus solaire. Après cet exercice, massez vigoureusement les muscles situés derrière les omoplates. Sentez les ondes caloriques qui parcourent votre dos.

Fortifiez vos bras

Vous connaissez certainement cette posture. Qui n'a pas une fois dans sa vie « fait des pompes »...

Couchez-vous sur le ventre, les mains adhèrent au sol à la hauteur des épaules, les jambes sont tendues sans exagération, les pieds ne doivent pas se soulever.

Soulevez-vous sans brusquerie en prenant solidement appui sur vos avant-bras.

Arrivé à quelques centimètres au-dessus du sol, maintenez un moment cette position. Observez vos tensions, les crispations et les tremblements qui ne manqueront pas d'agiter vos avant-bras. Revenez le plus doucement possible à la position initiale (fig. 19).

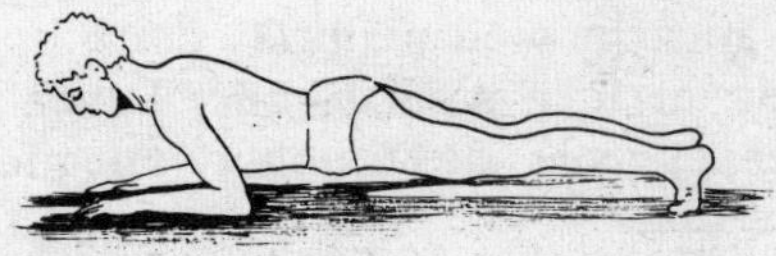

19

Reposez-vous un moment.

Recommencez une dizaine de fois.

La musculature des bras est activée par ce mouvement mais aussi les articulations des mains et des poignets ainsi que les abdominaux.

Si vous sentez vos doigts un peu ankylosés, remuez-les énergiquement. Ce travail exacerbe certaines résistances nerveuses. Insistez progressivement sans forcer outre mesure.

Détendez vos jarrets

Les muscles des jarrets sont souvent tendus, durs comme des pierres. Ils supportent effectivement la pesanteur avant de la redistribuer dans les chevilles et les pieds.

Les marcheurs, les personnes tenues de rester longuement debout, en tireront un grand profit.

L'élasticité des jarrets, l'absence de tension dans les groupes musculaires qui les meuvent faciliteront grandement l'exécution des tâches harassantes.

Étendu sur le dos, les bras reposant le long du corps, vous ramenez la jambe droite avec la main droite en saisissant le genou. La jambe gauche reste étendue, sans tension.

Une fois que le genou est à la hauteur de la poitrine, attrapez le pied avec les deux mains nouées et tirez en arrière sans forcer. Levez doucement la tête et essayez de toucher du menton votre genou.

Revenez à la posture de départ. Même opération avec l'autre jambe (fig. 20).

20

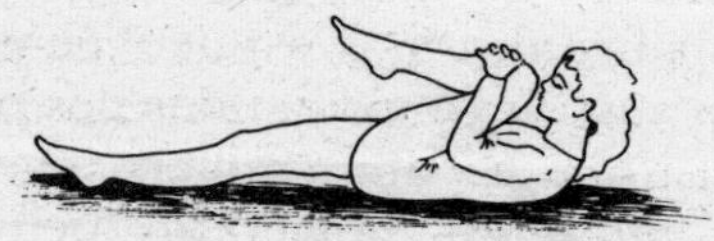

Cet exercice, destiné en principe à l'assouplissement de vos jarrets, va également vous permettre de mieux comprendre l'importance de la respiration lors de ces mouvements de relaxation. Au cours de cette flexion du genou, constatez l'état de votre respiration : inspirez-vous, expirez-vous ? Vous sentez-vous « vide de souffle » ? Quand vous retrouvez la position initiale, votre premier mouvement est-il d'expirer ?

Notre respiration influe sur les mouvements.

Selon que vous inspirez, expirez, gardez le souffle, vous vous faciliterez grandement le travail ; travail qui n'est pas entièrement profitable si vous conservez un mauvais rythme respiratoire. Vous devez donc suivre attentivement les indications qui vous sont données sur le rythme de la respiration.

Ce n'est pas grave si vous ne réussissez pas immédiatement à les appliquer, si vous avez l'impression d'être constamment à contretemps ; l'important est que vous vous imprégniez de cette idée : la respiration participe de votre musculature, elle contribue largement à la relaxation globale du corps.

Au cours de cet exercice, vous expirerez à fond tandis que votre genou se rapprochera de la poitrine. Quand votre nez touche le genou, demeurez vide de souffle. En reprenant la posture allongée, laissez-vous inspirer — de nombreux mouvements vous donneront ainsi la sensation d'être respiré, littéralement porté par le rythme du souffle ; c'est toujours l'indice d'une bonne pratique. Tout ce qui relève de la légèreté, de l'apesanteur est garant d'un état de relaxation.

Le corps agit « seul ». Ces instants de grâce seront nécessairement conscientisés par le rappel à soi-même.

La respiration

J'ai déjà évoqué dans ce livre, à plusieurs reprises, l'importance de la respiration et l'attention qu'elle requiert.

Nous allons y revenir longuement car la relaxation ne saurait être comprise et surtout pratiquée sans elle. Elle possède la clef de notre sérénité, de notre vraie santé.

L'air que nous respirons est notre première nourriture. Nous pouvons nous passer de manger quelques semaines, de boire quelques jours, mais nous succombons en quelques minutes sans oxygène.

Pourtant nous sommes « naturellement » portés à négliger ce phénomène vital qui paraît aller de soi.

Toute pratique de relaxation qui ne demanderait pas à ses élèves une attention soutenue à leur rythme respiratoire ne porterait pas complètement ses fruits.

Des premiers vagissements du bébé au râle du mourant la respiration ponctue nos jours et nos nuits, salue nos joies et berce nos peines.

La respiration est source de paix et d'harmonie mais elle exige la participation de la conscience ; délaissée, elle se comportera sans discernement.

Les phénomènes mentaux, pensées, désirs, répulsions, attirances, sont étroitement dépendants de la fonction respiratoire.

Il est possible de modifier et même de transformer le mental grâce à la respiration. C'est un travail de patience mais une subtile alchimie régit l'interdépendance du souffle et des pensées. Une émotion trop forte altère notre respiration. On dit d'une personne très émue qu'elle a « le souffle coupé » ou d'un homme saisi par une douleur intense qu'il a « le cœur serré ». Toutes ces expressions populaires rendent bien compte de cette interaction essentielle entre la circulation de l'air dans les poumons et nos impressions mentales, qu'elles soient sentimentales ou purement intellectuelles.

On pourrait dire que les pensées sont emprisonnées dans la cage thoracique et qu'une respiration correcte leur rendra leur liberté.

En effet, observez quelqu'un d'oppressé, victime d'un grand chagrin : il respire par saccades, sa cage thoracique est bloquée, l'air est comprimé par une mauvaise position du diaphragme et sature le mental.

Il faut donc briser ce cercle vicieux qui nous enchaîne.

Les grandes émotions dépendent souvent d'une respiration thoracique déficiente ou compressée. Il est dommage de s'impliquer exagérément dans une douleur quand une respiration mieux sentie chasserait ses effets négatifs.

Le rappel à soi et les exercices corporels doivent toujours être l'occasion de pratiquer une bonne respiration.

Même si vous respirez plus ou moins bien au cours des mouvements, restez surtout attentif, ceux-ci vous enseigneront à la longue le rythme juste.

Apprenez à apprécier, à déguster comme un grand cru l'air que vous inspirez, surtout après un exercice ou une série complète de mouvements.

Non seulement cet oxygène soigneusement filtré vous régénérera à la longue en vous redonnant santé et vigueur intellectuelle, mais il vous rasséréna immédiatement si vous vous sentez déprimé.

La respiration bien pratiquée est un des premiers

exercices de relaxation dont vous puissiez sentir le bénéfice à l'instant.

La chaleur intérieure, la paix des pensées, la sensation d'harmonie avec l'univers que vous éprouvez simplement en portant attention, sans contrainte, à votre rythme cardiaque, sont des preuves, des faits quasiment palpables.

L'attention à la respiration pacifie d'autorité le mental. Familiarisez-vous avec les mouvements musculaires qui ponctuent la circulation du souffle dans votre bouche, votre nez, votre gorge, vos poumons, votre abdomen.

Quels sont les muscles, les organes concernés par ces mouvements ? Posez vos mains sur *la cage thoracique* afin de sentir les côtes se soulever puis s'abaisser selon la cadence des inspirations et des expirations ; remontez vos mains encore plus haut, près des *clavicules,* saisissez comment les muscles de la cage thoracique sont mis à contribution par la circulation du souffle dans les poumons.

Maintenant posez une main sur *l'abdomen* et sentez-le se soulever et s'abaisser. Quand le diaphragme s'abaisse, l'air est automatiquement attiré ; quand il se relâche, l'air vicié est expulsé.

Il importe donc que la posture corporelle soit correcte afin que les mouvements du diaphragme soient facilités, qu'ils puissent s'accomplir sans contrainte physiologique.

D'autre part, ces mouvements massent les organes intestinaux et la ceinture abdominale.

Du moment que vous portez attention à votre respiration abdominale en creusant le ventre, sans forcer les expirations, vous massez les organes vitaux comme le foie et l'appareil digestif.

Une fois que vous serez averti de ces mouvements de l'appareil respiratoire, pleinement conscient du rythme de vos expirations et inspirations, aussi bien pendant les exercices que lors des rappels, durant votre travail, dans la rue, en regardant la télévision, vous marquerez un temps d'arrêt après chaque expiration, après chaque inspiration.

C'est-à-dire que vous resterez un temps « vide de souffle », un temps « plein de souffle ».

Ces temps d'arrêt constituent un excellent exercice de respiration.

Ensuite vous distinguerez les différences entre la respiration abdominale, thoracique, claviculaire.

Mais n'allez pas trop vite !

Prenez votre temps !

Sachez que l'attention demeure la grande régulatrice de la respiration ; après le système neuro-végétatif se chargera de maintenir le bon rythme.

Peu à peu vous pratiquerez une respiration totale qui touchera l'abdomen et la cage thoracique en même temps.

Cette respiration complètement maîtrisée ouvre directement sur le silence intérieur. La respiration vous aidera partout : dans votre travail, dans vos démarches, même à supporter les transports en commun aux heures de pointe ! On doit pouvoir respirer sans contrainte de lieu, ni d'affluence...

Expirez à fond, laissez-vous inspirer : le souffle vital est quasiment palpable, perceptible aux personnes les plus nerveuses, les plus fragiles.

La respiration juste est hautement morale : aucune pensée, aucun acte néfaste, ou contraire à la vérité, ne peuvent être accomplis tant que la conscience et le souffle sont un.

Posture de la relaxation complète

Je vous ai régulièrement conseillé cette posture qui incarne exactement le sens de la relaxation globale : détente, relâchement complet, abandon des facultés vitales livrées à elles-mêmes, liberté intérieure.

Pratiquez-la chaque jour, matin et soir, avant et après vos mouvements. Elle seule peut « capitaliser » les bénéfices de vos mouvements et des rappels à soi. En vous allongeant ainsi, sans but ni profit, vous multipliez par mille les effets de votre travail mental et corporel (fig. 21).

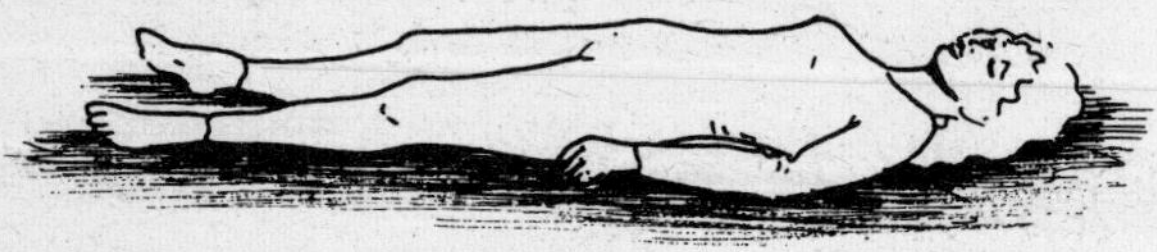

21

La bonne pratique de cette posture implique une attitude intérieure de *lâcher prise*. Laissez aller votre corps en paix, abandonnez-le au gré des flots de la vie.

Une fois allongé, « donnez congé » à chaque partie du corps en les nommant, une à une.

Commencez par les doigts de pied et remontez jusqu'au sommet de tête, sentez comment ces parties « visitées » se décontractent, constatez la modification subtile de vos énergies, la volonté se déconnecte tandis que des circuits plus profonds, plus intuitifs, prennent en charge le corps.

Faites enfin confiance à l'univers : qu'il se charge de vous ! Cette posture vous aidera à percevoir les énergies corporelles que vous avez éveillées en pratiquant les mouvements et les rappels à soi-même.

Le seul point où vous puissiez encore situer votre conscience est le cœur, soyez donc le cœur !

Si vous vous sentez trop fatigué pour poursuivre vos exercices, ou soudainement déprimé par vos empêchements physiques, prenez cette posture, elle vous remettra de vos idées noires...

La chandelle

Irrigation du cerveau, stimulation des glandes endocrines, renversement de la pesanteur

Incontestablement une des plus bénéfiques postures enseignées par le yoga.

Au commencement vous aurez peut-être un peu de difficulté à la tenir longuement, vous pouvez alors appuyer vos jambes contre un mur, mais il est préférable de l'effectuer sans appui.

Allongez-vous, les bras le long du corps, les paumes vers le sol. Décontractez vos jambes, qu'elles soient sans tension, faites remuer les articulations de vos pieds.

Soulevez lentement les jambes en vous aidant des mains qui passent ainsi sous les vertèbres lombaires afin de faciliter durablement votre appui. Ne pointez pas les pieds vers le haut pour ne pas raidir inutilement les mollets. Arrivé à la verticale, votre nuque repose sur le sol et le menton bloque le haut du sternum (fig. 22-23-24).

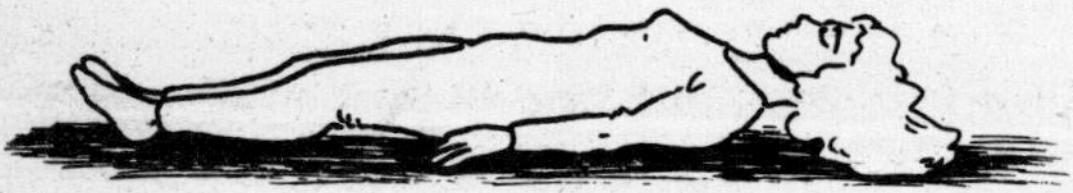

22

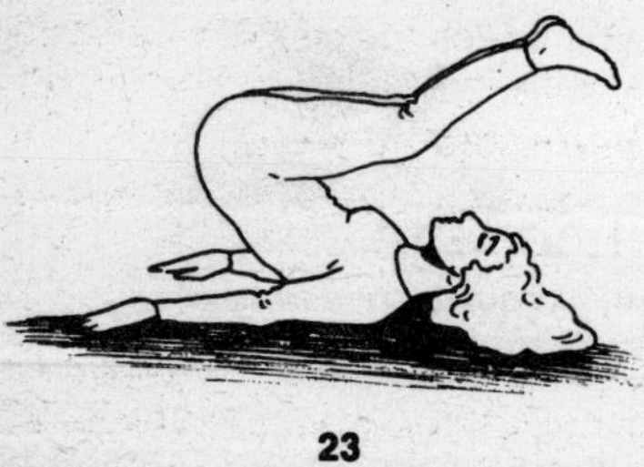

23

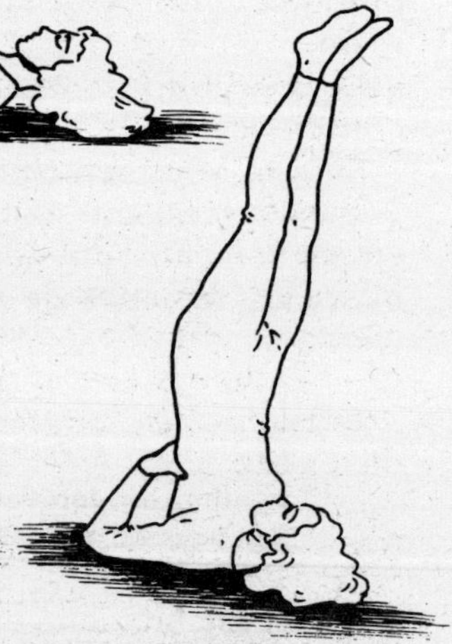

24

Votre respiration est abdominale ; à la longue vous la contrôlerez sans problème.

Il est normal que vous ressentiez des tensions et sans doute de grandes difficultés à réussir complètement cette posture dès vos premiers essais.

Mais persévérez sans relâche, chaque jour.

Ses bénéfices sont trop considérables pour que

vous la négligiez. Son action thérapeutique est extraordinaire. Les organes sont en quelque sorte décongestionnés, ils subissent un rinçage et un essorage de leur sang.

Grâce à cette position qui inverse les lois de la pesanteur auxquelles le corps et la circulation sanguine sont assujettis, le sang irrigue le cerveau, nettoie les canaux, leur redonne force et tonicité, le travail de pompage des veines est ainsi considérablement allégé.

Peu à peu vous serez « comme chez vous » dans cette position inversée. Vous ne connaîtrez aucune contrainte, aucune tension excessive et votre respiration abdominale sera normale.

Revenez doucement, sans brutalité, sans tomber sur le sol. La colonne vertébrale doit se dérouler jusqu'à terre comme un serpent. Restez allongé quelques minutes afin de bien profiter des avantages de cette posture hautement tonique.

Relaxez-vous, surtout ne vous relevez pas immédiatement !

Ajoutons que cette posture où la tête est « en bas » possède, entre autres, le mérite immense de remettre aussitôt les idées à l'endroit ! Si vos idées sont embrouillées, vos pensées confuses, n'hésitez pas : faites la chandelle !

Tonifiez la colonne et la nuque

Il est sage de pratiquer cette pose après la chandelle. Elle va rééquilibrer certaines torsions de la colonne et de la nuque en redonnant élasticité et vigueur aux muscles du dos et du cou.

Asseyez-vous, les jambes allongées sans tension, puis inclinez-vous en arrière en prenant appui sur les coudes.

Au fur et à mesure que votre tête descend lentement vers le sol, vos reins se cambrent et vos mains glissent sur les cuisses.

Respirez amplement mais sans exagérer. Reposez la tête et détendez-vous. Recommencez une fois (fig. 25-26-27).

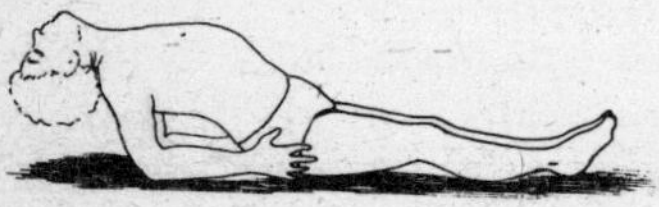

25

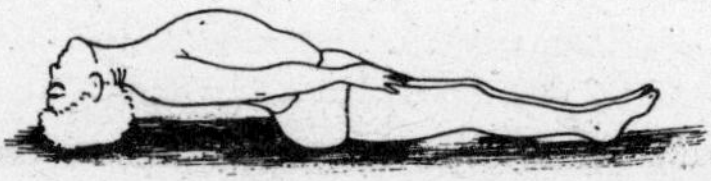

26

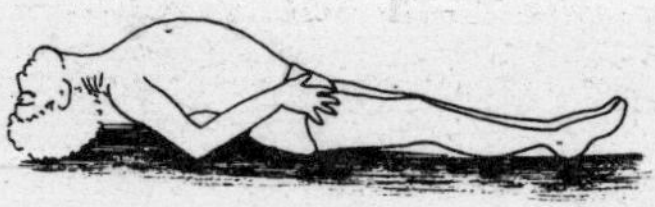

27

Si votre tête tremble, ne forcez pas le mouvement en vous inclinant trop en arrière. L'essentiel est de bien creuser les reins. Le thorax et l'abdomen profiteront également de cette posture du « poisson » qui tonifie leurs groupes musculaires respectifs.

Facilitez la digestion

Cette posture dite du « diamant » dans les manuels de yoga est recommandée pour favoriser les digestions difficiles. La respiration abdominale, régulatrice du cycle digestif, est effectivement favorisée par le dos droit et l'attention aux pulsations du diaphragme s'en trouve facilitée.

Il est possible que vous ayez quelque difficulté au commencement ; des risques d'ankylose, des « fourmis dans les jambes », des tensions douloureuses sont à craindre mais persévérez un peu. Cette posture est sans danger.

Asseyez-vous sur vos talons en veillant à ce que vos pieds se touchent.

Rentrez le menton, maintenez la tête bien droite sans forcer, cambrez la colonne sans exagérer. Les jambes sont collées au sol et doivent supporter aisément le poids du corps.

Portez votre attention sur le centre de gravité, rappelons sa localisation : deux doigts en dessous du nombril.

28

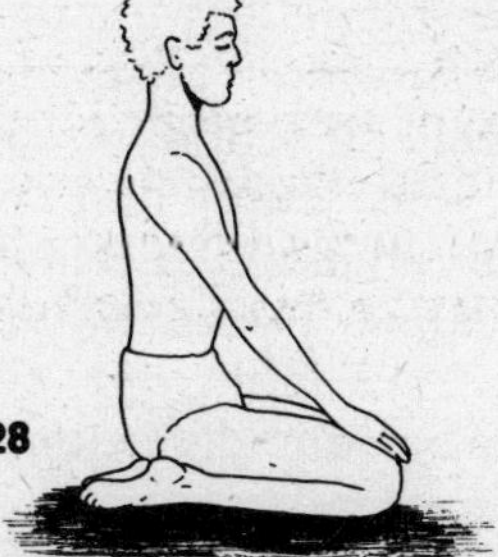

Mais cette posture n'est pas uniquement destinée aux digestions pénibles, elle favorise la concentration et le rappel à soi. Elle se prête admirablement aux exercices de respiration et enseigne une attitude d'ouverture et de maintien (fig. 28).

Vous pouvez la pratiquer avec bonheur afin de vous concentrer avant un tournoi d'échecs ou de bridge, elle induit une certaine rectitude de l'esprit.

La position des mains qui reposent paisiblement sur les genoux, les bras qui sont modérément tendus, traduit admirablement une sorte d'épure de la volonté réduite non plus à vaincre mais à jouer sans but ni profit.

Purifiez le foie, détendez le dos et les bras

Les manuels nomment cette pose : le geste du yoga, le yoga mudra. La forme qu'elle esquisse, l'attitude intérieure qu'elle requiert, la respiration qu'elle impose, rappellent immanquablement le fœtus. C'est une position idéale pour se relaxer, se détendre comme au sein d'un cocon. Vous aurez le sentiment de vous retirer non dans un ventre mais dans un bain chaud d'énergies qui fortifient et apportent le calme. Il est d'ailleurs très possible de s'endormir ainsi. A moins que vous ne l'ayez pratiquée pour apaiser une digestion difficile, nous vous conseillons de prendre cette posture après la précédente. Apparemment antagonistes, ces deux attitudes corporelles bien enchaînées se complètent admirablement.

Expirez profondément en laissant « couler » la tête vers le sol jusqu'à ce que le front touche terre. Passez vos mains derrière le dos et saisissez votre poignet droit avec votre main gauche. Vos fesses sont confortablement assises sur vos talons et vos genoux adhèrent au sol (fig. 29).

29

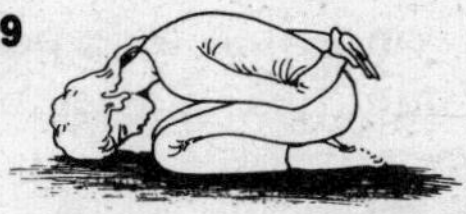

Vous pouvez également étendre vos bras devant vous, dans le prolongement du corps, mais le front doit rester à terre. Vous choisirez vite la position qui vous conviendra le mieux. Votre foie sera purifié et nettoyé grâce à cette posture qui offre d'autres avantages : allongement des groupes musculaires dorsaux et fessiers, assouplissement de la colonne vertébrale, déblocage des articulations des hanches et des genoux.

On peut la pratiquer au réveil car elle dissipe les fumées de la nuit, apporte une certaine clarté intérieure mais elle est également l'inspiratrice d'une nuit tranquille...

Activez la circulation sanguine et le système nerveux

Aiguisez l'intuition, débloquez vos résistances

Cette posture moins malaisée à observer qu'il n'y paraît au premier abord demande surtout une certaine familiarité avec votre corps ainsi qu'une confiance naturelle dans vos énergies.

Elle n'est pas conseillée aux personnes qui ont déjà quelques difficultés d'assouplissement mais, apparemment inconfortable, elle exige détente et méthode.

Asseyez-vous entre vos deux genoux repliés, fermement collés au sol. Une fois que vous serez habitué à conserver raisonnablement cette posture initiale, laissez-vous glisser en arrière en vous aidant des coudes, ce déplacement doit se faire sans saccade. Quand vous sentirez que vous êtes arrivé au maximum de votre tension, revenez à la position assise.

Recommencez régulièrement cet exercice préliminaire. Peu à peu vous vous sentirez naturellement descendre en arrière, votre dos se rapprochant du sol tandis que les mains glissent vers l'avant.

Posez la nuque sur le sol, creusez les reins tandis que vos coudes s'écartent pour passer sous la tête.

Sentez la pression formidable qui s'exerce sur les hanches, les reins, les cuisses. Progressez précautionneusement, cessez le mouvement si vous ne supportez pas la tension (fig. 30).

30

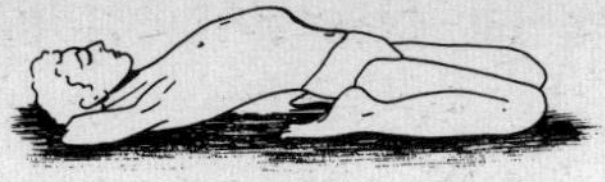

Mais sachez bien que votre crainte est autant psychologique que physiologique. C'est en effet une posture idéale pour sentir vibrer toutes vos défenses. Vos réactions physiologiques, instinctuelles, continuellement mises à contribution dans votre vie quotidienne mais à votre insu, affluent et vous commandent d'arrêter ce mouvement. Vos réflexes sont désormais palpables. Ouvez-vous à ces réactions qui fusent et traversent le corps comme des pointes. Acceptez-les : votre cuirasse est en train de se défaire d'elle-même et ce n'est pas chose aisée que de quitter sa carapace !

En prenant souvent cette posture, vous acquerrez une plus grande confiance en vous-même car la perception de ses propres défenses est un facteur psychologique intensément libérateur. Cet exercice est hautement profitable à la circulation du sang car il rectifie efficacement les effets néfastes pour les veines de la pesanteur naturelle.

Les cous-de-pied, les cuisses et les jambes, soumis à une forte pression musculaire chassent le sang vers le haut du corps où il inonde le plexus solaire. Ce mouvement sanguin stimule le système nerveux, aiguillonne les facultés intuitives qui s'y rapportent. Votre vision des choses sera plus claire, plus épurée.

Tout en insistant sur la nécessité d'aborder cet exercice avec précaution et mesure, nous ne pouvons que vous le conseiller ardemment. C'est une magnifique opportunité de pouvoir saisir sur le vif des défenses qui fonctionnent ordinairement à notre insu, sinon à nos dépens.

Prise de conscience des pieds

Asseyez-vous et repliez vos jambes serrées le plus près possible du corps en serrant vos cous-de-pied dans vos mains. Écartez les cuisses comme si les genoux allaient toucher terre, aidez-vous des coudes qui appuieront l'intérieur des cuisses. Vos bras sont tendus et la colonne impeccablement droite, le menton rentré, attention au dos rond !

Vous devez ressentir une grande stabilité intérieure, une sorte de rectitude s'installe d'elle-même (fig. 31).

31

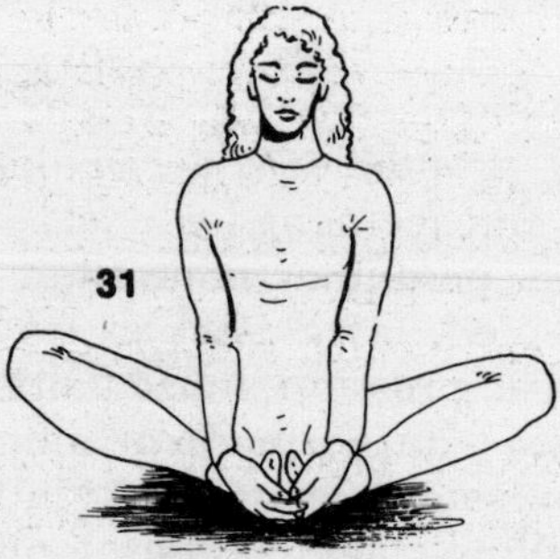

Concentrez-vous sur les plantes des pieds qui s'appuient sans forcer l'une contre l'autre ainsi que sur les bras qui demeurent souples et fermes à la fois.

Cette posture vous aidera à prendre conscience

de vos pieds, de leur rôle si important et de la place anodine que nous leur accordons d'ordinaire.

Les pieds

Vous devez être attentif à vos pieds.

Toujours serviables et prêts à nous obéir, ils peuvent aussi se démettre de leur fonction et causer des ennuis plus ou moins graves à leur propriétaire négligent.

La détente des pieds est une phase importante dans une relaxation globale.

Chaque soir, déchaussez-vous et prenez un bain de pieds dans une eau froide jusqu'à mi-cheville, puis frottez vigoureusement vos pieds. Vous sentez immédiatement une impression de bien-être vous envahir, les soins apportés aux pieds agissent directement et immédiatement sur votre métabolisme.

Chaque fois que vous le pouvez, prenez l'habitude de marcher pieds nus, chez vous, mais aussi sur la terre, le sable. Les bains de rosée sont recommandés pour leur fonction tonique et hyperactivante.

Cette sensation des pieds foulant la terre est originelle, elle concerne vos cellules qui vous traduisent ce langage du corps animal, primitif... Le sol masse votre plante de pied, et transmet des vibrations telluriques bénéfiques.

Prenez l'habitude de porter votre conscience dans vos pieds.

Connaissez-les quand ils marchent, quand ils sont au repos. Debout, levez une jambe après l'autre et secouez énergiquement les pieds en remuant les articulations des chevilles, secouez les orteils. Ressentez alors comment la pesanteur du corps entier s'étale sur la surface du pied. Cette prise de conscience des énergies plantaires vous enseignera spontanément des soins et des massages naturels.

Assis, prenez les orteils un par un, tirez-les en arrière d'un coup sec, puis effectuez une torsion.

Debout, essayez d'attraper des objets, balle, crayon, en vous aidant uniquement de vos doigts de pied. Sentez jouer les muscles et les articulations.

Massez-vous régulièrement la plante des pieds qui est le siège de nombreux centres nerveux reliés aux points de force du corps. Pincez fortement les tendons d'Achille, vous régulariserez le fonctionnement des reins et de la vessie, vous activerez aussi la chimie sexuelle.

Pincer le gros orteil agit sur le foie, la rate et le centre de force situé entre les deux yeux, siège de l'intuition.

Cette pratique régulière de la relaxation de la voûte plantaire fortifiera vos muscles et vos articulations mais elle sera aussi un important facteur psychologique d'équilibre (fig. 32-33-34).

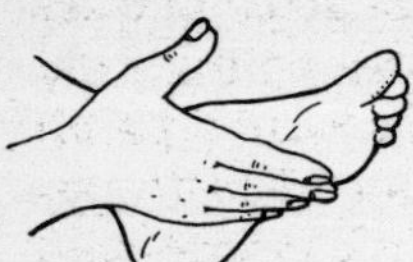

32

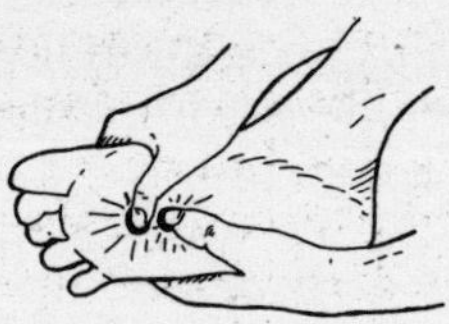

33

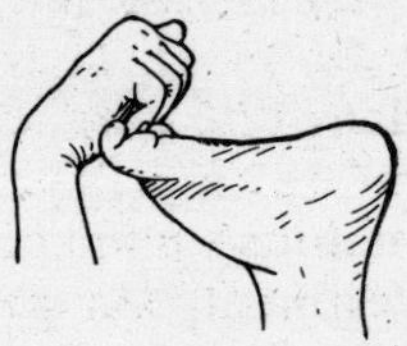

34

En effet, la présence à soi-même ne doit pas être uniquement localisée dans la tête, ce mauvais réflexe bloque la circulation des énergies. Mais du moment que vous accordez aux pieds leur juste place, que la conscience les investit, un nouvel équilibre se produit immédiatement.

Sentez-vous marcher ; depuis la nuque jusqu'à la pointe de vos orteils, sentez les ondes d'énergie vibrer le long de la colonne vertébrale.

Marchez le plus souvent possible, c'est une fonction éminemment positive qui apporte la joie et le détachement.

Apprenez en marchant à vous pénétrer de vos points d'appui sur le sol. Une fois que vos pieds sont ainsi totalement investis par la conscience, lâchez votre pesanteur corporelle, abandonnez-la au sol qui est là pour la recevoir.

Ayez ce sentiment profond de la légèreté, vous vous faites grâce de la pesanteur... Vous sentirez une détente immédiate au niveau du plexus puis du diaphragme et de l'abdomen, expirez à fond et vos épaules se relâcheront, trouveront leur position juste. Ainsi la marche vous enseignera peu à peu à mieux répartir les masses puis à les laisser s'envoler le moment venu. Mais ce travail repose essentiellement sur une conscientisation des pieds.

La marche n'est jamais une épreuve de force.

Observez la tension exagérée des gens pressés dans une ville, dans les gares, dans les couloirs du métro, à la sortie des bureaux : le corps paraît mobilisé pour supporter un poids qui n'existe pas vraiment. On peut être assuré que ces gens sont loin de penser à leurs pieds mais portent en réalité des charges excessives qui ont nom : soucis sentimentaux, déboires professionnels, désirs matériels.

Ne faites pas comme eux ! Marchez en harmonie avec votre corps et non à côté de vos chaussures ! Aimez vos pieds.

Activez le système endocrinien

Désirez-vous vivre vieux et en bonne santé ? On dirait la promesse d'un conte de fées ou la prophétie d'une devineresse... Et pourtant le yoga offre une série de postures extraordinaires dont les mérites sont considérables et les bienfaits à long terme vérifiés.

Il en va ainsi pour l'arc, posture facile à exécuter bien qu'il ne faille pas se précipiter ou l'entreprendre sans précaution. Si vous êtes sensible aux hernies, si le péritoine vous tracasse, évitez de trop forcer ou d'insister.

Allongez-vous sur le ventre, les bras le long du corps. Pliez les genoux en ramenant vos deux jam-

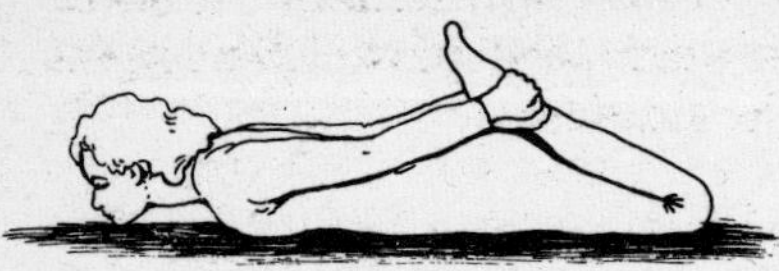

35

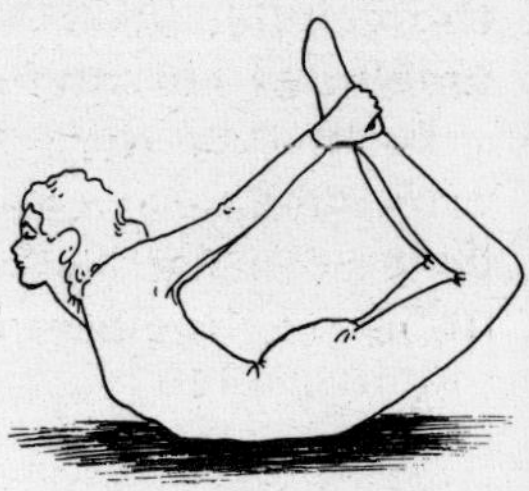

36

bes serrées l'une contre l'autre au-dessus des fesses. Vos deux bras tendus en arrière saisissent les chevilles, sans que le pouce se détache des autres doigts (fig. 35).

Après une profonde inspiration, dans un même mouvement, tirez la tête en arrière tandis que vos bras exercent une traction vers l'avant alors que les jambes essaient de tirer en sens contraire (fig. 36).

Cette double traction incurve la colonne vertébrale et réveille les énergies endormies dans les vertèbres lombaires.

Restez un moment, sans exagérer, puis revenez lentement à la position couchée en essayant de respirer sans souffler par la bouche. Veillez bien à ne pas laisser distendre vos genoux, sinon vous pourriez vous déplacer les vertèbres.

Agissez sans violence dans l'exécution de cette posture qui provoque de nombreuses tensions dans le corps.

Restez longtemps allongé afin de mieux profiter de ces effets. Non seulement vous redonnez de l'élasticité aux groupes musculaires des cuisses et des bras mais vous faites aussi travailler la cage thoracique, vous corrigez le port de tête et vous améliorez les fonctions intestinales.

Enfin l'arc active la sécrétion des glandes endocrines nécessaires au bon fonctionnement de notre corps et dont les hormones sont particulièrement utiles au moment de la vieillesse.

Débloquez les vertèbres lombaires

Une des postures « reines » du yoga. Elle doit être conseillée à tous et ne présente rigoureusement aucun danger si ce n'est une certaine difficulté d'exécution au commencement.

Ses bienfaits sont étonnants sur la colonne vertébrale qui est fortement stimulée ainsi que les organes digestifs par une puissante sécrétion hormonale. Le foie est également bénéficiaire de cette remarquable posture.

Asseyez-vous en pliant la jambe gauche dont le pied vient se coller sous la cuisse droite tandis que le genou adhère au sol. Faites ensuite passer votre jambe droite par-dessus la jambe gauche. Votre pied droit vient se placer un peu en avant du genou gauche.

Dans un même mouvement votre main gauche, *en passant devant le genou droit,* vient saisir *la partie interne* du pied droit.

Ce mouvement imprime automatiquement une torsion de la colonne sur la droite. Tournez la tête vers la droite tandis que votre main droite se place le long du dos, la paume vers l'extérieur. Ne vous

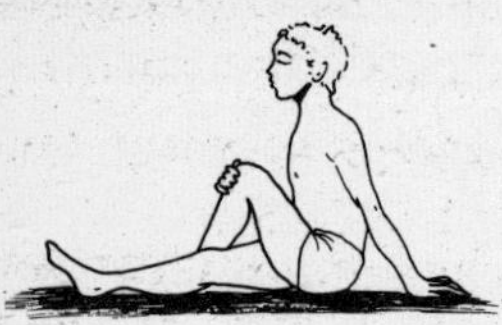

37

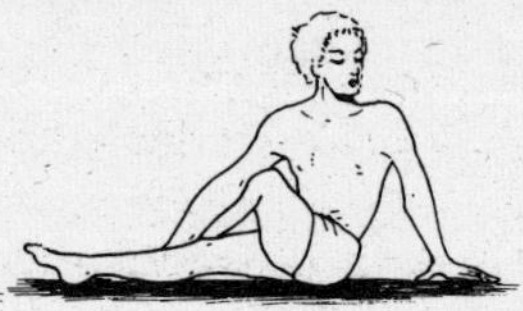

38

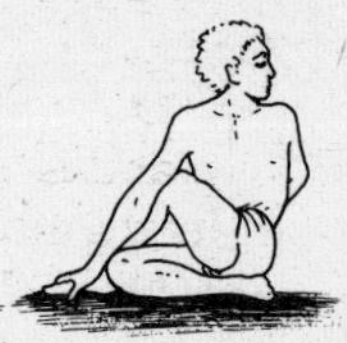

39

inquiétez pas si vous sentez un petit craquement ! Ce sont des vertèbres et des articulations qui se débloquent... Respirez à fond puis revenez à la position initiale (fig. 37-38-39).

Marquez un long temps d'arrêt, puis exécutez la posture en sens inverse : pied gauche par-dessus la cuisse droite, etc. Vous sentirez une grande chaleur irradier en bas de la colonne vertébrale. C'est un bon signe. Concentrez-vous sur cette chaleur. En vous aidant de la respiration, les yeux clos, essayez de la faire circuler à travers le corps.

Ce mouvement est un puissant révélateur des énergies originelles qui sommeillent en bas de notre colonne.

Il est bon de s'allonger sur le dos après cette posture et de pratiquer une relaxation complète. Soyez attentif à vos réactions, percevez le sentiment de bien-être qui vous envahit, filtrez vos perceptions sans y mettre d'obstacle. Beaucoup d'images, de souvenirs, peuvent surgir et vous gêner ; ne vous y attachez pas, ils passeront...

Contractions abdominales

Vous avez pu sentir au cours de certains exercices la présence irradiante d'un centre de gravité.

On peut localiser dans cette région du corps trois glandes endocrines : les surrénales, le pancréas et le thymus.

Quand on sait la valeur des hormones pour notre santé et le rôle de leur sécrétion dans la relaxation, on comprend que de nombreux mouvements leur soient consacrés.

Vous pouvez exécuter ce travail partout, sauf aux heures de la digestion (au minimum deux heures après les repas).

Les personnes fragiles du péritoine doivent être précautionneuses avec cet exercice.

Indifféremment vous serez debout, assis ou allongé. Après une détente générale, marquez un temps d'arrêt en retenant le souffle, puis aspirez en arrière votre abdomen en soulevant la cage thoracique. Apparemment, vous êtes arrivé à la réaction maximale et pourtant essayez d'aspirer encore : vous y arrivez ?

Revenez au commencement.

Cette pratique des rétractions intestinales est excellente pour les organes digestifs mais elle exige beaucoup de prudence : expirez toujours à fond avant d'opérer ces mouvements d'aspiration abdominaux afin d'éviter la formation de hernies.

Mouvements libres

Nous proposons sous ce titre une série d'improvisations corporelles. En effet la relaxation ne doit pas être contenue dans une structure figée d'exercices codés qui risquent de paraître fastidieux au néophyte, surtout s'il achoppe sur des résistances nerveuses et musculaires.

A la longue vous comprendrez que la vraie liberté c'est une pratique régulière des mouvements mais un peu de fantaisie vous y aidera.

Les travaux corporels sur des points ignorés, les rappels à soi, ont certainement réveillé des énergies qui sommeillaient en vous ? Ces énergies ont besoin d'être canalisées par des gestes, des postures précises mais aussi, quand elles sont trop puissantes, exigent d'être dépensées, consommées ou consumées si l'on préfère.

Vous avez peut-être envie d'aller danser pour la première fois depuis des années ? Eh bien, ne vous privez surtout pas de ce plaisir ! La danse favorisera certainement la dissipation d'un trop-plein d'énergies qui risquerait de vous encombrer. Suivez les énergies corporelles quand vous jugez que cette sollicitation est juste. C'est à vous qu'il convient d'apprécier ces appels à leur valeur réelle.

Toute l'attention que vous avez mobilisée durant ces premiers travaux de relaxation a besoin d'être compensée.

Vous devez donc être pleinement ouvert aux nouvelles possibilités corporelles qui ne vont pas manquer de surgir, mais attention ! Bien souvent, les « rushs » d'énergie qui s'emparent de vous après un début en relaxation ne sont en vérité que des réflexes dangereux.

Ménagez vos propres forces et faites intelligemment la part de la pensée mentale et de la vérité corporelle qui n'est au fond que calme et contemplation.

Ne soyez pas comme ces personnes qui pensent avoir déjà tout compris de leur corps et dilapident le peu d'énergie qu'elles ont emmagasinée dans leurs exercices. Par contre, vous pouvez accomplir avec profit des séries improvisées de « contre-mouvements », effectués avec parcimonie et discernement.

Vous pouvez, par exemple, vous mettre à boiter exagérément afin de mieux saisir dans son mouvement l'équilibre d'une posture immobile.

Vous pouvez vous amuser à établir des dissociations : levez le bras droit et posez le genou gauche à terre. Les mouvements improvisés sur l'idée de dissymétrie corporelle sont inépuisables. Tournez sur vous-même un peu comme les derviches en tenant les bras à l'horizontale, pensez à la course des étoiles dans le ciel, au soleil et à la lune, en vous identifiant avec le centre de l'univers... Fermez les yeux, tournez, tournez... Quand vous vous arrêtez, fixez un point précis afin de stopper le vertige.

Vous pouvez aussi vous exercer à écrire de la main gauche, ou à manger de la main gauche (si vous êtes droitier).

Ensuite vous essaierez, au cours de vos activités quotidiennes, de suivre dans vos gestes, dans vos mouvements, cette différence droite/gauche.

Seul au milieu de la nature, bois, prairie, plage, essayez d'incarner corporellement les sensations qui vous traversent. Sans mot, sans parole, vous allez entrer en communication avec un arbre, une montagne, la mer...

Vous verrez qu'en pratiquant ce type d'improvisation gestuelle vous découvrirez en vous une nouvelle générosité ; une sensation d'accord et de plénitude surgira spontanément. La relaxation est une ouverture : toutes les énergies qu'elle développe sont destinées à entrer en communion avec les forces naturelles, le cosmos.

Votre corps, dès lors que vous serez attentif à ses sollicitations, vous indiquera lui-même des mouvements, des gestes qui traduiront merveilleusement vos sensations les plus subtiles.

La relaxation efface le hiatus entre nos perceptions sensuelles et nos résistances musculaires.

Lâchez donc la bride à vos inhibitions et laissez parler votre corps comme il l'entend !

Rien n'est plus beau qu'un corps accordé au rythme des vagues, des feuilles dans les arbres, des remous de l'herbe dans un champ. Évidemment cette beauté est une perception profonde, pure, originelle, qui n'a rien de commun avec les critères esthétiques de la beauté. Une personne « laide » et difforme, selon les canons de la mode et du bon goût, peut incarner une harmonie, une paix avec l'univers, une force intérieure qui sont la vraie beauté...

Soyez constamment à l'écoute : les nuages ont plus de choses à vous dire que vous ne l'imaginez : ce n'est pas du lyrisme, du pathos romantique, c'est au contraire un langage très clair et très énergétique.

Toutes ces bonnes habitudes de vous exprimer corporellement dans le silence passeront bientôt dans votre vie courante. Vous pourrez vous mettre au diapason d'une réunion d'amis sans ajouter à la cacophonie ambiante. Au contraire, vous serez à l'écoute des énergies, vous serez moins attaché à entendre les propos de table ou de salon qu'à vous pénétrer intérieurement de la présence, des mouvements, de la voix des invités.

En somme, le corps possède son propre programme que la raison ignore et bien souvent com-

bat, non sans dommage. La relaxation consiste simplement à suivre, à la lettre, ce programme sans le laisser corrompre par des interférences ou des modèles extérieurs.

Soyez vous-même !

Les mains

Au cours de ces exercices de relaxation, nous vous avons souvent demandé de joindre les mains en signe d'accueil et de grâce.

Ces indications ne sont pas gratuites ou vaines.

Ces gestes ont leur importance et traduisent un état de réceptivité et d'intégrité décisif pour pratiquer une vraie relaxation, c'est-à-dire globale et non parcellaire.

Les mains sont un élément capital de notre fonctionnement corporel. Elles expriment ce que nous sommes et méritent une attention particulière.

Reliées au cerveau par un réseau nerveux subtil et complexe, elles sont capables de manifester nos émotions et nos pensées les plus intimes.

Leur relaxation porte exclusivement sur cette relation main/cerveau, car le relâchement ou la tension de l'un ou de l'autre s'interpénètrent. Par exemple, le poing crispé traduit toujours un souci, une pulsion rentrée, une volonté déficiente. Vous devez porter votre attention sur vos mains et tenter de comprendre ce qu'elles signifient. On dit de quelqu'un qu'il « parle avec ses mains » mais ce langage est universel, et la parole tient une place secondaire en regard de notre gestuelle.

La plupart des gens ne se servent de leurs mains que pour prendre, saisir, attraper. Mais les mains sont loin d'être vouées à cette tâche. La préhension est liée au cerveau frontal ; il faut au contraire activer les connexions de la main avec le cerveau postérieur.

Joindre les mains est un geste témoin qui rééquilibre, recentre l'individu sur lui-même, rassemble ses énergies dispersées.

La relaxation des mains n'est pas compliquée, et pourtant elle est très détendante pour le mental.

En effet, nous portons une bonne partie de nos tensions nerveuses à l'extrémité de nos membres et particulièrement des mains.

Toute détente agira donc sur l'ensemble du psychisme qui sera automatiquement soulagé, désencombré.

Vous verrez qu'en prenant l'habitude de décrisper vos mains quand un souci quelconque vous obsède, vous serez moins impliqué, plus détaché du problème en question. Évitez aussi de porter constamment vos mains à la tête ou sur le visage. C'est une mauvaise habitude corporelle qui ne favorise pas la clarté du jugement, ni sa justesse...

Secouez les mains énergiquement comme si vous veniez de les tremper dans l'eau, les doigts doivent violemment trembler. Ensuite, faites jouer les articulations de chaque doigt en vous aidant de l'autre main.

La main droite tire l'index de la main gauche. Puis le retourne en arrière. Elle passe au doigt suivant et ainsi de suite. La main gauche accomplit le même travail avec les doigts de la main droite.

Recommencez la même opération avec les deuxièmes articulations, puis les troisièmes — seul le pouce possède deux articulations. Effectuez des torsions de chaque pouce en le tenant entre le pouce et l'index opposés.

Massez en profondeur la zone située entre le pouce et l'index, vous devez sentir un point important, relié aux fonctions digestives.

Essayez de retourner en arrière les doigts d'une main bien serrés avec la main opposée. Tirez ensuite d'un coup sec.

Massez-vous la paume avec le pouce de la main opposée en effectuant une pression circulaire en profondeur (fig. 40-41-42-43).

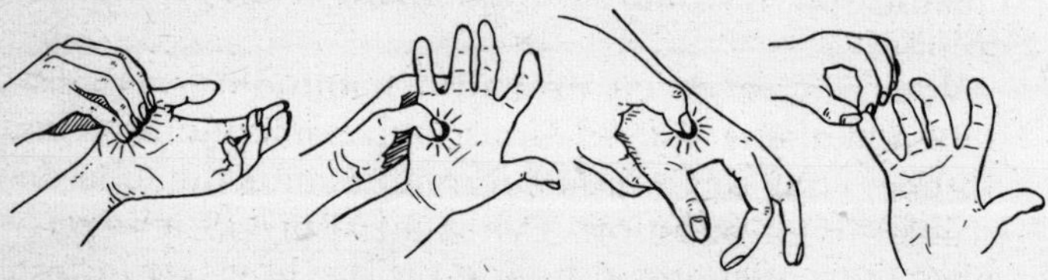

40 41 42 43

Frottez-vous énergiquement les mains.

Que ressentez-vous après ces exercices et ces massages ?

Pour assouplir vos poignets, levez-vous et posez-les bien à plat sur une table en essayant de former un angle droit.

Secouez-les.

Maintenant vous allez vous efforcer d'être le plus conscient possible dans vos mains.

C'est un exercice qui doit se dérouler après une

relaxation complète du corps, une décrispation du visage, les yeux clos. Rapprochez vos deux mains comme si vous alliez les joindre pour remercier. Sentez les vibrations qui « solidifient » littéralement l'espace au moment où elles vont se toucher. Laissez-les s'effleurer, sentez les minuscules frémissements tactiles qui parcourent la surface de chaque doigt. Écartez les mains puis recommencez. Situez alors votre conscience au sommet du crâne. Les mains émettent une source d'énergie vibratile qui traduit la sérénité de votre esprit.

Vous allez essayer de sentir peu à peu cette énergie transmise par vos mains en les rapprochant de votre corps, en effleurant des objets, des animaux, des plantes, des corps...

Développez votre sens tactile, sentez les énergies vibrer au bout de vos doigts.

Peu à peu vous sentirez constamment un imperceptible frémissement courir au bout de vos doigts.

La pratique de cet exercice prouvera aisément aux incrédules qu'il ne s'agit pas d'une tension ou d'un effort de la volonté mais d'une présence subtile et tactile, résultant d'un état de relaxation intérieure.

La salutation au soleil

Incontestablement le plus bel enchaînement d'exercices enseignés dans tous les manuels de yoga.

Vous l'effectuerez avec profit chaque matin et chaque soir.

Le déroulement de ces douze postures constitue un enseignement spirituel à lui tout seul et transmet un message aux zones corporelles les plus profondes et les moins éveillées.

Quand vous aurez intégré parfaitement cette série de poses, vous pourrez l'accomplir les yeux clos afin de mieux percevoir ses effets immédiats et de mieux sentir monter les énergies.

Cette salutation au soleil prouve suffisamment que la relaxation n'est pas un laisser-aller, une espèce de décontraction vulgaire, mais qu'elle implique une liberté d'expression totale, une création permanente de nous-même.

Vous verrez que chaque jour vous serez traversé d'impressions, de visions, d'images.

Essayez d'être lent (en effet cet enchaînement porte à l'accélération), décomposez vos gestes, sentez chaque muscle se tendre, puis se relâcher, ne perdez pas le plus infime frémissement nerveux, soyez comme un poisson dans l'eau, un oiseau dans le ciel qui jouissent du moindre mouvement, font corps avec l'univers. Évitez de forcer ou de bâcler un mouvement au profit du suivant. Une mauvaise pose influence la série entière. Au contraire, plus vous perfectionnez les poses qui vous sont faciles, plus vous améliorerez à la longue celles qui vous gênent.

Évidemment vous pouvez travailler séparément telle ou telle posture.

Mais la salutation au soleil proprement dite est un déroulement *ininterrompu* qui doit être exécuté jusqu'à son terme, même si vous n'êtes pas satisfait de votre « prestation ».

Peu à peu vous accomplirez ce déroulement

dextrarine-phénylbutazone

(Sulfate de dextran-phénylbutazone)

POMMADE

COMPOSITION ET PRÉSENTATION

Phénylbutazone	4 g
Sulfate de dextran	2 g
Hydroxy-4-benzoate de propyle et de méthyle	0,1 g
Excipient q.s.p. 100 g	

Tubes de 20 g et 60 g — Visa 466.20.052

INDICATIONS

En rhumatologie : Proposé dans : tendinites, arthropathies des petites articulations.

En traumatologie : Proposé dans : entorses, luxations, contusion, œdèmes et douleurs post-traumatiques, courbatures, lumbagos, élongations.

En phlébologie : Proposé dans : phlébites superficielles associées à une contention locale.

CONTRE-INDICATIONS

- Hypersensibilité à la phénylbutazone ou aux anticoagulants de type héparinique.
- Dermatoses suintantes, eczéma.
- Lésions infectées ou plaies.

Ce produit ne doit pas être appliqué sur les muqueuses.

L'apparition d'une éruption après application impose l'arrêt du traitement.

PRÉCAUTIONS D'EMPLOI

Eviter les applications sur de grandes surfaces.

EFFETS INDESIRABLES

Possibilités de manifestations allergiques localisées : eczéma, prurit, érythème.

MODE D'EMPLOI ET POSOLOGIE

Appliquer en massages légers 2 à 3 fois par jour sur les endroits à traiter jusqu'à pénétration complète. Si l'inflammation est très douloureuse, étaler la pommade sur une compresse qui sera maintenue en place.

Tableau C — Ne pas avaler

Laboratoires SYNTHELABO FRANCE
Département DAUSSE, 58 rue de la Glacière, 75013 Paris
Direction et Information Médicale : 22 avenue Galilée
92350 Le Plessis Robinson, tél. (1) 45.37.55.55
Fabriqué par SYLATEC, France

Code E02 755

CECI EST UN MÉDICAMENT

UN MÉDICAMENT N'EST PAS UN PRODUIT COMME LES AUTRES

Il vous concerne, vous et votre santé

LE MÉDICAMENT EST UN PRODUIT ACTIF

Une longue recherche a permis de découvrir son activité

Mais son absorption n'est pas toujours sans danger

NE LE LAISSEZ PAS A PORTÉE DE MAIN DES ENFANTS

Il ne faut jamais abuser des médicaments

Il ne faut utiliser les médicaments qu'à bon escient

UTILISEZ LES MÉDICAMENTS PRESCRITS COMME VOUS LE DIT VOTRE MEDECIN

Il sait quels sont les médicaments dont vous avez besoin

Exécutez exactement les prescriptions de son ordonnance : suivez le traitement prescrit, ne l'interrompez pas, ne le reprenez pas de votre seule initiative.

VOTRE PHARMACIEN CONNAIT LES MÉDICAMENTS :

suivez ses conseils

IL NE S'AGIT PAS POUR VOUS DE PRENDRE BEAUCOUP DE MÉDICAMENTS

IL S'AGIT POUR VOUS DE PRENDRE LES MÉDICAMENTS DONT VOUS AVEZ BESOIN

pharmapost R.C. MONTARGIS 81 B 102

aussi naturellement que si vous marchiez dans une rue, vos gestes jailliront spontanément et s'enchaîneront les uns aux autres dans une coordination et une élasticité parfaite.

Cette suite de poses corrigera votre maintien pour toute la journée. Elle cristallisera un « patron », une sorte de modèle intérieur auquel vous ferez constamment référence, le plus souvent inconsciemment, en tapant à la machine, en mangeant, en regardant la télévision...

1. Debout, bien cambré, les pieds joints, les mains jointes, coudes au corps. Vous expirez en profondeur en rentrant l'abdomen. Vous êtes devant l'univers une conscience en éveil qui salue la simple gloire d'être en vie.

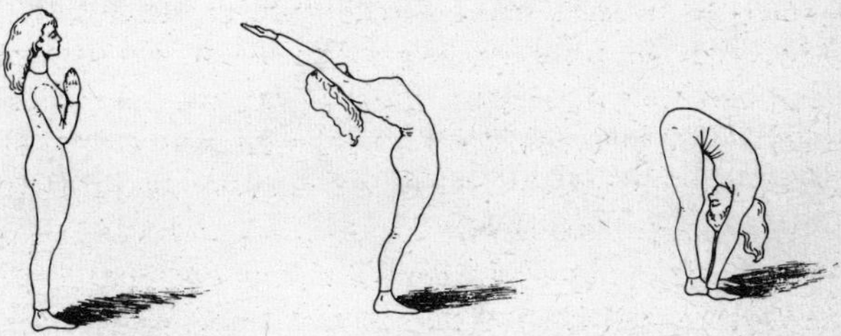

1 2 3

2. Jetez haut en arrière vos deux bras tendus sans raidissement, les pouces restent collés aux mains. Les pieds adhèrent fermement au sol. Poussez au maximum ce mouvement. Cambrez. Inspirez. Toute l'énergie du ciel vous pénètre.

3. Laissez-vous tirer vers le bas. Les mains essaient de toucher terre. Vous expirez complète-

ment, toutes les forces terrestres vous attirent irrésistiblement.

4. Posez les deux mains bien à plat de chaque côté du corps. Dans le même mouvement votre jambe gauche, légèrement fléchie, part en arrière. La tête reste droite. Le genou droit supporte le poids du corps.

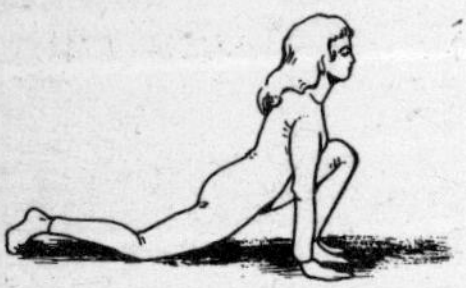

4

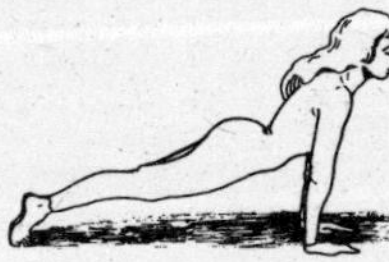

5

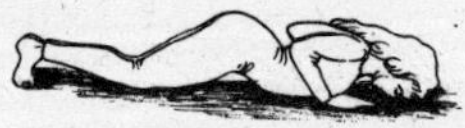

6

5. Vous amenez la jambe droite à côté de la gauche et vous vous trouvez en extension sur les deux bras tendus, les pieds ne reposent sur le sol qu'avec les orteils.

6. Laissez-vous reposer sur le sol en vous appuyant sur le front, les deux mains, la poitrine, les genoux et les pieds.

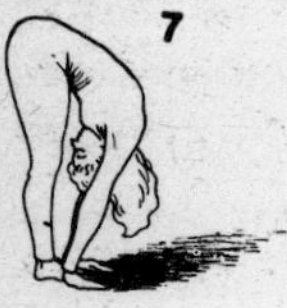

7

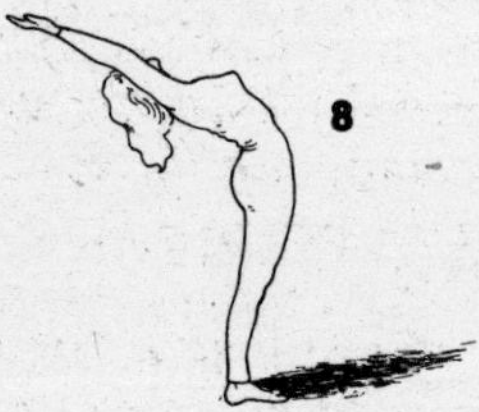

8

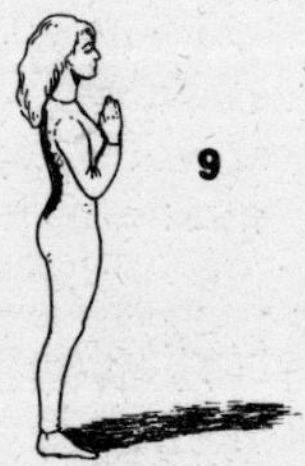

9

7. Redressez le tronc, la tête bien droite. Le ventre et les cuisses adhèrent au sol. C'est la posture du cobra de la page 75.

8. Faites un pont avec votre dos, sans bouger ni vos mains, ni vos pieds.

9. Portez la jambe gauche entre les mains, tandis que la jambe droite reste en flexion, puis amenez la jambe droite à côté de la gauche.

10. De nouveau, essayez de toucher vos pieds avec les mains, les jambes étant tendues.

11. Cambrez-vous le plus haut possible, les bras tendus, les pieds au sol.

12. Vous saluez les mains jointes, les fesses rentrées, le dos droit, coudes au corps.

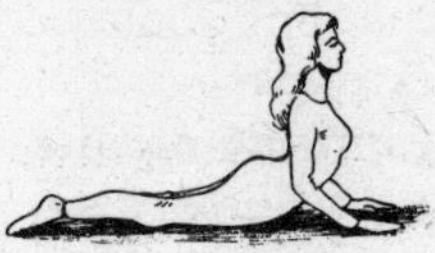
10

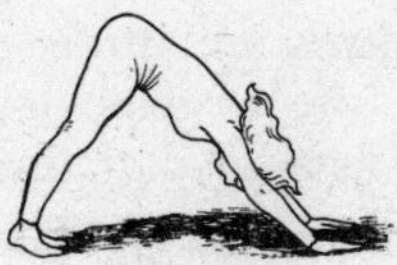
11

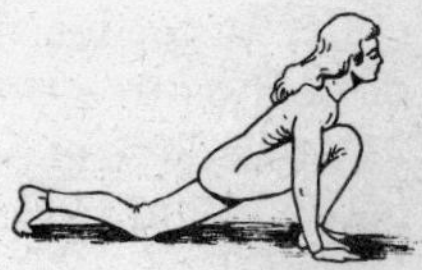
12

Tout le succès de cette série dépend en vérité de votre préparation à la relaxation. Il est évident que si vous êtes trop tendu, trop nerveux, hanté par quelque esprit de compétition, vous ferez mal ces mouvements. Ce n'est pas une épreuve de gymnastique !

Plus votre état d'esprit sera lucide, autonome, indépendant vis-à-vis de modèles imposés par l'extérieur, mode, société du spectacle, plus vous vous enrichirez intérieurement grâce à la pratique de ces postures.

Vous serez un peu comme un prisonnier, ligoté par des dizaines de cordes, des centaines de nœuds, qui se défait lentement de ses entraves.

Relaxare : se libérer, ne l'oublions pas !

Ce déroulement corporel enseigne la liberté intérieure.

Le témoin

Nous terminerons cette troisième partie par une posture assise, facile à tenir, qui apporte confiance et sérénité, don d'élocution et dignité.

En Inde, les maîtres spirituels prennent souvent cette posture pour parler avec leurs élèves.

Vous devez vous asseoir dans un esprit de dignité et de lucidité intérieure, une sorte de fierté détachée.

Vous vous asseyez sur le talon droit (ou inversement) selon votre morphologie. L'autre jambe

44

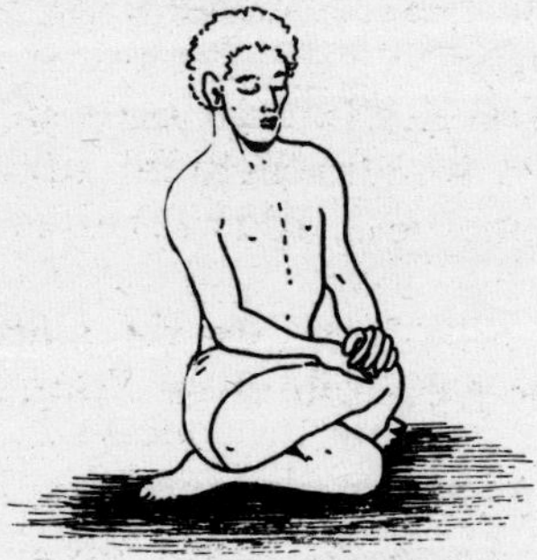

passe par-dessus le genou et le cou-de-pied se colle au sol. Vos mains reposent sur le genou, l'une sur l'autre, sans se croiser.

C'est une posture idéale pour profiter des bienfaits d'une relaxation globale.

Vous pouvez plus aisément approfondir les richesses intérieures révélées par la décrispation musculaire, par la détente des organes, la circulation sanguine tonifiée.

Cette posture agit comme une sonde qui analyse et trie les énergies libérées par la relaxation (fig. 44).

Vous serez en communication avec la nature, les animaux, mais vous sentirez aussi votre responsabilité spirituelle vis-à-vis de la société.

Vous serez un témoin actif.

La relaxation globale n'enseigne pas la fuite ou la dérobade vis-à-vis des contingences sociales. Et cette très belle pose vous apprendra justement à assumer vos tâches les plus pénibles.

Seulement elle vous aidera à les situer à leur juste place. Le détachement qu'implique la relaxation n'est pas un désengagement mais une prise de conscience de nos responsabilités exactes quant à notre entourage.

En pratiquant activement cette pose, vous percevrez mieux le fonctionnement social, le domaine des institutions, dont vous serez le témoin impartial.

En effet, seul l'équilibre du corps peut donner une perspective équilibrée de l'organisation sociale « idéale ».

Vous développerez ainsi un sens et une intuition nouvelle des rapports qui régissent votre vie et celle de vos proches, famille, amitié professionnelle.

L'action juste n'est jamais réfléchie, elle s'exprime toujours spontanément, dans la plus grande liberté.

Enfin, cette posture vous débarrassera des problèmes psychologiques relatifs à la mort, peur, angoisse, en vous redonnant confiance en la vie.

4
Conclusion

Nous espérons que cet ouvrage vous encouragera désormais à chercher, personnellement, les voies de la santé.

Mais n'usez jamais des mouvements indiqués dans ce livre, des rappels et des « stops », comme on le ferait de recettes, de « trucs » pour demeurer en « forme ».

Le processus de la relaxation n'est pas mécanique, c'est une dynamique fragile et complexe qui peut facilement s'enrayer. Vous devez vous pénétrer de cette idée que rien n'est définitivement acquis, que le corps est constamment sollicité, soumis à quantité de stimuli qui peuvent le modifier à chaque instant.

C'est la raison pour laquelle nous avons longuement insisté, au commencement, sur la notion capitale de présence à soi-même. Elle seule peut vraiment corriger, rectifier nos imperfections. En vérité, cette présence est le seul élément stable qui nous soit donné, elle seule ne se modifie pas, demeure identique à elle-même, non sujette aux vagues qui agitent le corps.

Il importe donc que vous ne perdiez pas cette présence, que vous vous établissiez le plus souvent et le plus longtemps possible au sein de cette lucidité silencieuse.

Sinon vos travaux corporels ne donneront que de piètres résultats et vous risquez de vous en lasser très vite. Surtout si vous avez décidé de pratiquer la relaxation en solitaire, sans l'aide d'un thérapeute.

Vous ne manquerez pas de rencontrer sur votre route la lassitude, un certain désarroi, et peut-être le désir de tout interrompre, de laisser tomber ces exercices qui ne « riment à rien ».

Ces instants de découragement et de dépit sont normaux, ils concernent nos points les plus résistants, les plus tenaces. Durant ces périodes de doute, peut-être pouvez-vous diminuer la longueur de vos séances, mais sans les interrompre complètement. Par contre, essayez d'être pleinement attentif, ouvert à ces interrogations, à ces pensées qui vous assaillent.

L'important est de ne pas céder à ces « assauts » qui se transformeront à leur tour en forces éminemment positives.

Surtout ne mentalisez pas vos échecs, vos difficultés, vos problèmes, ne les traduisez pas avec des mots cliniques, des noms de maladies.

Vous fixerez définitivement vos énergies sur des centres affectés momentanément, au contraire, essayez de penser et de percevoir en termes de fluidité, de mouvements et de transformation.

La relaxation globale ne doit pas procéder à un diagnostic.

Laissez-vous emporter par le flot quotidien des transformations multiples qui touchent votre physiologie comme votre psychisme.

Certaines techniques de relaxation traitent directement des forces psychiques, exigeant la présence d'un thérapeute durant les séances. Mais ces approches ressortent plus à la psychanalyse qu'à des méthodes de détente corporelle.

De telles techniques sont destinées à guérir des personnes déjà lourdement affectées par des névroses, des traumas, des refoulements, et qui ne sauraient se passer d'une assistance thérapeutique compétente.

Tout en ne contestant nullement le bien-fondé et même l'efficacité de ces méthodes, nous nous écartons résolument d'une direction axée sur l'analyse.

Les images, les fantasmes et les fantômes, les artifices et les masques de la psyché ne nous intéressent pas.

Nous souhaitons les saisir essentiellement comme de l'énergie en mouvement, qui se cristallise momentanément, avant de se reconvertir en fluidité.

Certes, les mouvements corporels débondent un certain nombre d'affects, de pulsions, de désirs, qui peuvent nous gêner, nous poser des problèmes, mais il faut passer outre, ne pas se laisser obnubiler par des souvenirs, des images, des répulsions, des envies, etc.

Vous devez chercher le centre de vous-même, le point invisible où vous connaissez la paix au milieu d'un tourbillon de pensées, de désirs.

La santé prend sa source au milieu de vous.

Dès que vous cessez de disperser vos énergies, dès que vous les rassemblez, vous vous connaissez dans une stabilité durable et positive.

Il est très important que vous preniez conscience

de ces pulsions, de ces mouvements qui vous portent, toujours, vers la périphérie, loin de vous-même.

On peut dire que vous alimentez en permanence vos affects, que vous nourrissez vos craintes, vos angoisses, vos peurs, elles-mêmes génératrices de traumas, de maux et de maladies, parfois graves.

Sans rien changer, sans intervenir brutalement dans votre comportement, cessez d'aller vers la périphérie, au contraire, recentrez-vous.

Vous verrez que ce mouvement centripète vous libérera, vous relaxera peu à peu.

La maladie est une force centrifuge. Elle tend à nous disloquer, nous pousser au-dehors.

La santé obéit à un mouvement inverse, centripète.

Mais cette perspective ne peut évidemment s'inscrire que dans une compréhension globale, non parcellaire, des mouvements corporels indiqués dans cet ouvrage.

En effet, ceux-ci tendent tous à vous recentrer, ils ont pour objet de rassembler les énergies libérées, de les faire fonctionner à leur rendement normal, sans à-coups.

Peut-être vous interrogez-vous sur la durée que devrait, en principe, prendre la relaxation globale ? Outre que nous ne pensons pas qu'elle doive s'arrêter un jour, il ne faut pas commencer la pratique de la relaxation sur l'idée d'un terme, d'un but à atteindre. Mais vous sentirez des effets positifs et bénéfiques très rapidement. Environ un mois ou deux de pratique effective (mouvements + rappels à soi-même) vous introduiront de plain-pied dans la perspective juste.

Voici que ce livre s'achève, nous espérons qu'il ne restera pas lettre morte, pure spéculation théorique, mais que vous essaierez sincèrement de le mettre en pratique, dans la mesure de vos moyens physiques et psychiques.

Ne doutez cependant jamais de votre corps, il connaît la santé. La relaxation vous enseignera cette connaissance infuse, source de joie et d'allégresse.

La paix intérieure vous est acquise depuis toujours, c'est ce que vous êtes profondément, sachez-le.

BIBLIOGRAPHIE

Ouvrages généraux

— *La Relaxation,* R. Durand de Bousingen, P.U.F., 1971.

— *Les Méthodes de relaxation,* Dr Pierre Geismann et R. Durand de Bousingen, Bruxelles, 1968.

— *La Relaxation,* Dr J.-G. Lemaire, Petite Bibliothèque Payot, 1964.

Les deux grandes écoles

— *Le Training autogène,* J.-H. Schultz, P.U.F., 1972.

— *Savoir se relaxer,* Dr Edmund Jacobson, Éditions de l'Homme, 1980 (diff. Inter Forum).

Ouvrages exposant des techniques spécifiques

— *Eutonie et relaxation,* Gunna Brieghel-Müller, Delachaux et Niestlé, 1972.

— *Techniques de relaxation,* Mariane Kohler, Presses Pocket, 1977

— *Bien vivre avec son corps,* Arthur Balaskas, Belfond, 1979.

— *Se relaxer : Pourquoi ? Comment ?* Maurice Martenot et Christine Saïto, Albin Michel, 1977.

— *Perception de soi par l'attitude et le mouvement,* Simone Ramain et Germain Fajœardo, Épi, 1977.

— *Relaxation psychosomatique, De la conscience du corps à la maîtrise du mental,* Marcel Rouet, Dangles, 1975.
— *Savoir se relaxer,* Simon Monneret, Retz, 1977.
— *Le corps a ses raisons, Autoguérison et antigymnastique,* Thérèse Bertherat et Carol Bernstein, Le Seuil, 1976.

Le yoga

— *Yoga, Harmonie du corps et de l'esprit,* Sri Ananda, Laffont, 1972.
— *Le guide Marabout du yoga,* Julien Tondreau et Joseph Devondel, Marabout, 1968.
— *Tai-Chi-Chuan ou la sagesse du corps selon le Tao,* Charles Antoni, Épi, 1977.

TABLE

1. Découvrir son corps 5
La relaxation pour quoi faire ? 7
Votre corps s'éveille en vous 19
Le corps connaît la santé 47
Votre corps, cet inconnu 59

2. Les deux grandes méthodes de relaxation 77
Le training autogène 85
La relaxation progressive
d'Edmund Jacobson 101

3. Pour une pratique de la relaxation globale 115

4. Conclusion 177

Bibliographie 185

Composition réalisée par C.M.L., Montrouge

IMPRIMÉ EN FRANCE PAR BRODARD ET TAUPIN
58, rue Jean Bleuzen - Vanves - Usine de La Flèche.
LIBRAIRIE GÉNÉRALE FRANÇAISE - 14, rue de l'Ancienne-Comédie - Paris.
ISBN : 2 - 253 - 03908 - X

30/7863/1